80歳、村上祥子さんの元気の秘訣は超かんたんレンチンごはんだった！

筋・骨・腸すこやかレシピ

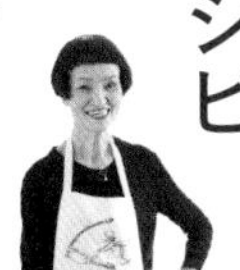

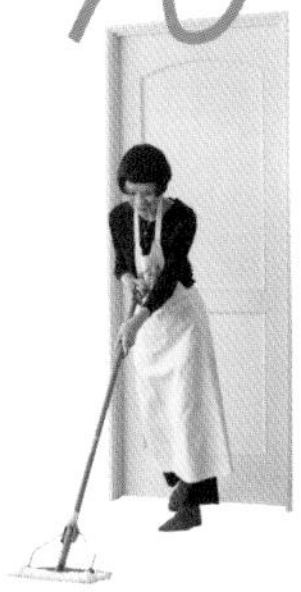

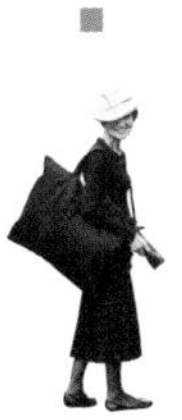

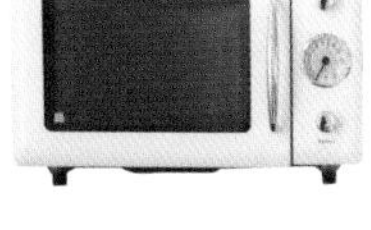

村上祥子

世界文化社

たんぱく質とカルシウムは、食べる投資です

足元がふらつく、腰が痛い、体が冷える――
シニア特有の不調の解決の決め手。
それは、筋肉量をふやし、骨量をへらさないこと。
筋肉は、食事と適度な運動によって
80歳からでも1～2か月でふやすことができます。
シニアが健康を維持するのに必要なたんぱく質は、1日90g。
ですが、一度にたくさんとっても、尿と一緒に排泄されてしまいます。
効率よく筋肉をふやすには、1日3回に分けて食べることがポイントです。

一方、骨や関節はいったん衰えはじめると改善が困難ですから
少しでも今の骨密度を落とさないことが重要です。

そして、シニアの健康には免疫力を上げることも大切。
快腸・快便で、有害物質が体に入り込む隙を作らないことが肝心で、
腸内環境を整えるには、不足しがちな食物繊維を意識してとることが必要です。

人生100年時代。健康で生き生きとした生活を送る鍵は「食《た》べ力《ぢから》®」。
この本では〝**筋・骨・腸**〟を健康に保つためのレシピをご紹介します。

筋肉と骨が丈夫なら、
歩ける、冷えない、腰痛も解消

シニアの健康の決め手は〝長生き調味料〟と電子レンジ

どんな栄養素も、摂取しただけでは体はうまく利用できません。
吸収を助けて細胞のすみずみにまで届ける〝サポート栄養素〟が必要です。
効率よく体に栄養素を届けるために考案したのが、〝長生き調味料〟です。

「**サバそぼろ**」と「**しいたけ醤**《ジャン》」はカルシウム、ビタミンDがたっぷり。
ビタミンDは、筋肉細胞の維持に役立ち、
カルシウムを体に取り込む働きをし、骨密度アップの効果を倍増させます。

「**にんたまジャム**」「**酢玉ねぎ**」「**酢キャベツ**」は、
にんにくや玉ねぎ、キャベツの効果で血行を促し、胃腸を整えます。
また、酢やレモンに含まれるクエン酸の効果で疲労回復にも役立ちます。

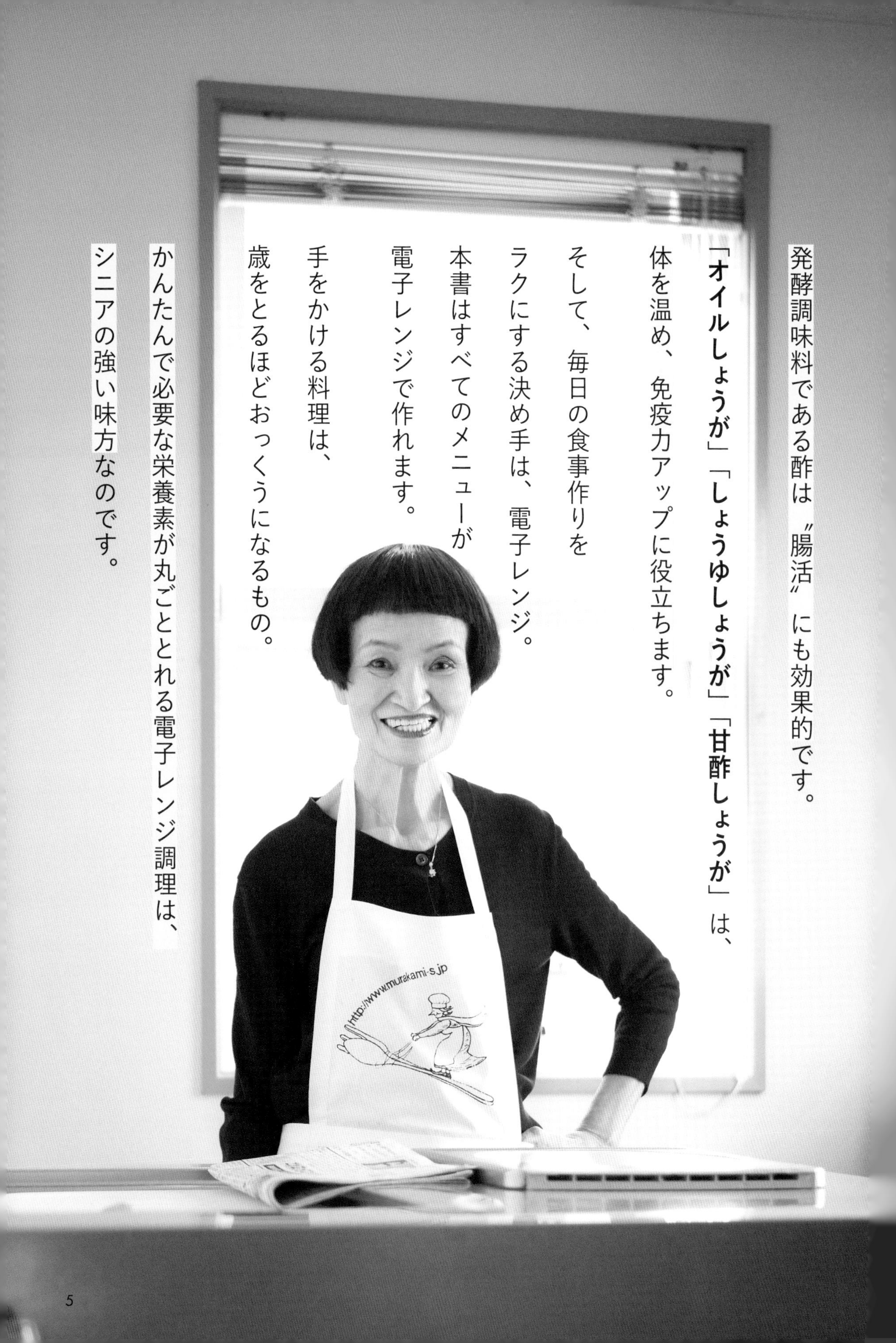

発酵調味料である酢は〝腸活〟にも効果的です。

「オイルしょうが」「しょうゆしょうが」「甘酢しょうが」は、

体を温め、免疫力アップに役立ちます。

そして、毎日の食事作りを

ラクにする決め手は、電子レンジ。

本書はすべてのメニューが

電子レンジで作れます。

手をかける料理は、

歳をとるほどおっくうになるもの。

かんたんで必要な栄養素が丸ごととれる電子レンジ調理は、

シニアの強い味方なのです。

栄養素を体のすみずみに届ける〝長生き調味料〟

健康効果をアップさせるために考案した〝長生き調味料〟は、全8種類。かんたんに手作りできますから、体調や好みに合わせて作り置きしておくことをおすすめします。

Part 1
Part 2 ←

血行促進、発酵パワーで〝腸活〟にも

酢キャベツ
（作り方P.21）

酢玉ねぎ
（作り方P.21）

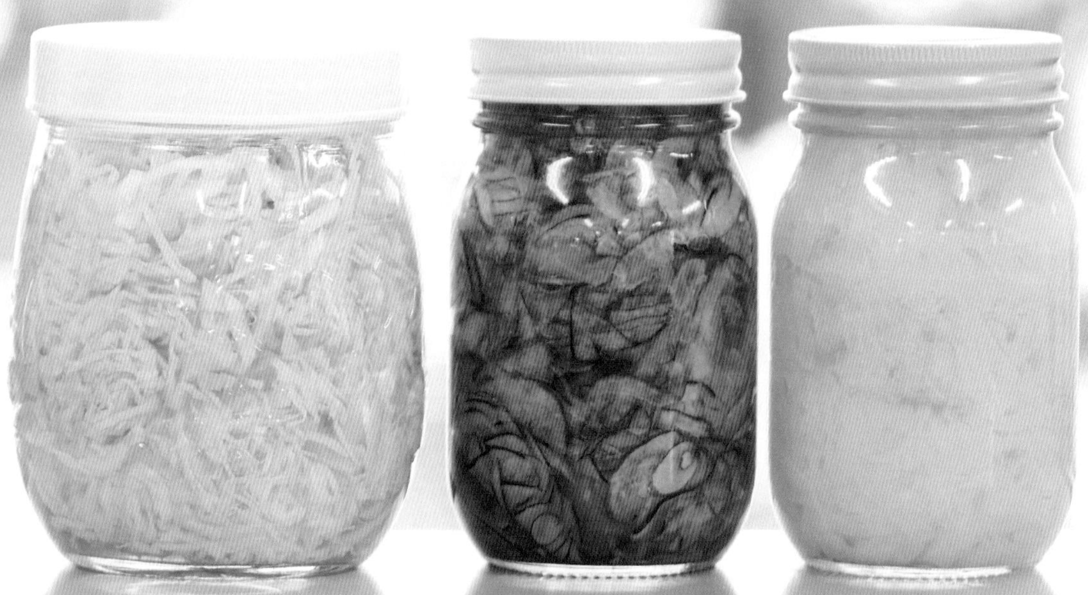

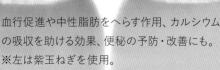

酢に含まれるクエン酸で血流アップ。腸内の善玉菌の活動力をアップさせ、腸内環境を整えます。

血行促進や中性脂肪をへらす作用、カルシウムの吸収を助ける効果、便秘の予防・改善にも。※左は紫玉ねぎを使用。

Part 3←

温活&
免疫力アップに

オイル
しょうが

しょうゆ
しょうが

甘酢
しょうが

(3品とも、作り方P.101)

にんにくと玉ねぎの
ダブル効果で
血流アップ

にんたま
ジャム

(作り方P.21)

→Part 1
Part 2

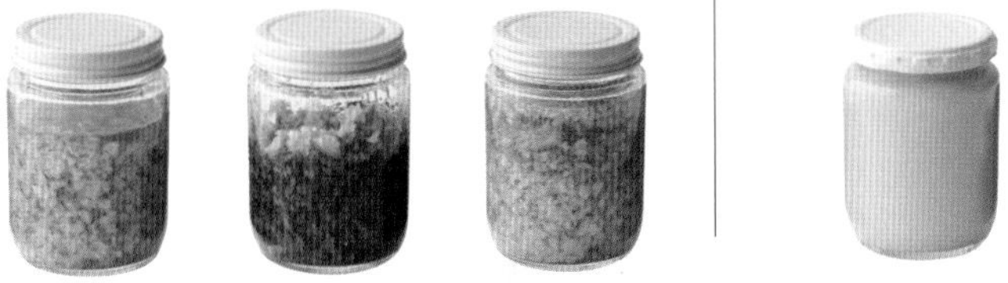

Part 1←

たんぱく質と
カルシウムの効果を
サポート

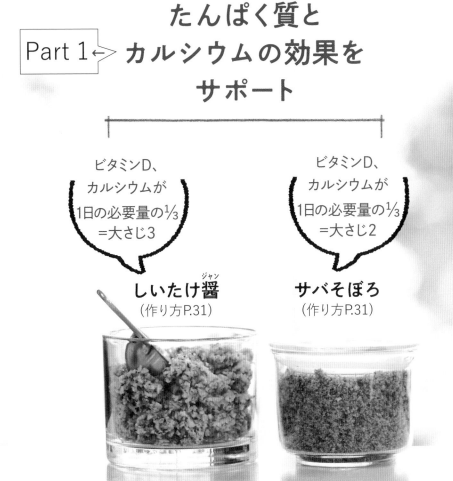

ビタミンD、
カルシウムが
1日の必要量の$\frac{1}{3}$
=大さじ3

ビタミンD、
カルシウムが
1日の必要量の$\frac{1}{3}$
=大さじ2

しいたけ醤《ジャン》
(作り方P.31)

サバそぼろ
(作り方P.31)

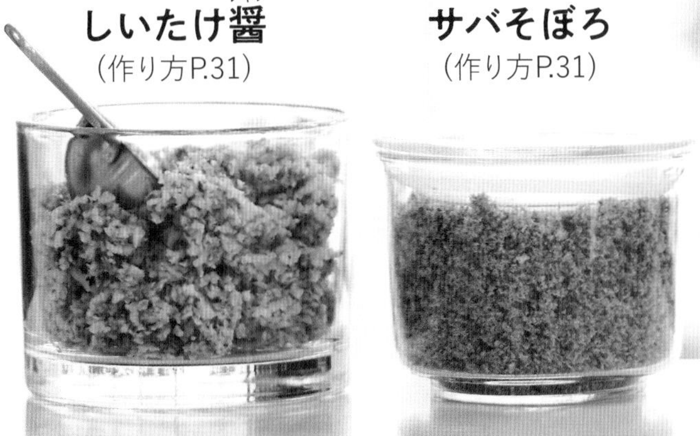

干ししいたけ、ちりめんじゃこをベースにして、ビタミンD、カルシウムなど微量栄養素を強化。

サバ缶をそぼろに。たんぱく質、カルシウム、ビタミンDがとれる食べるサプリ。

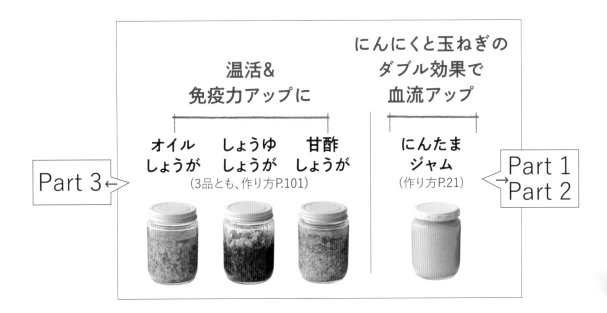

電子レンジ調理の7つのメリット

手間なくおいしく栄養丸ごと！

① 調理がかんたん！

電子レンジ調理にコツは必要ありません。食材の重量に合わせて加熱時間を設定すれば、必ずおいしく仕上がります。

② 1人分の料理が得意！

食材の量が少なくても電子レンジなら均一に火が通り、味もよくからみます。1人分料理は電子レンジの得意技です。

③ 短時間でできる！

マイクロ波による加熱は、ガスやIHよりも効率よく火が通ります。「食べたい！」と思いたったら、できたてがすぐにいただけます。

④ 栄養素を逃さない！

マイクロ波によって、食材に含まれる水分を蒸気に変えることで熱を通すので、素材の栄養素、味、香りを逃しません。

⑤ 火を使わないので安全！

電子レンジは火を使わないうえ、タイマーで自動的に止まるので安全です。ガスのように、うっかり火を消し忘れる心配がいりません。

⑥ 洗い物が少ない！

ほとんどの場合、耐熱ボウルや耐熱メジャーカップなど1つで調理が済むので、洗い物がへらせてラクチン。

⑦ 切り方が不揃いでもOK！

電子レンジの加熱時間は、食材の重さが重要。切り方が多少揃っていなくても、均一に火が通ります。

電子レンジはシニアの味方です

ムラカミ流レンジ料理は
かんたん3ステップ

耐熱メジャーカップ

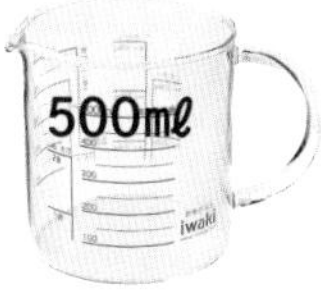

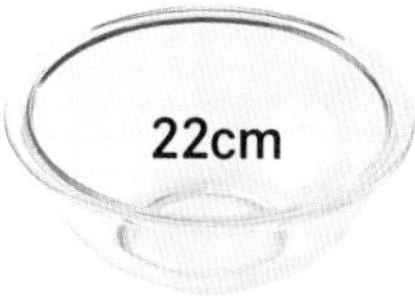

耐熱ボウル

使用する容器

この本で紹介する料理は一部の卵料理以外は、すべて直径22cmほどの耐熱ボウルで作れますから、あれこれ容器を揃える必要はありません。卵料理では小さめの容器が向いているものがあるので、その場合は容量500㎖の耐熱メジャーカップを使っています。どちらもにおいがつきにくく、油汚れが落ちやすい耐熱ガラス製のものがおすすめです。

Step 1
耐熱ボウルに食材と調味料を入れる

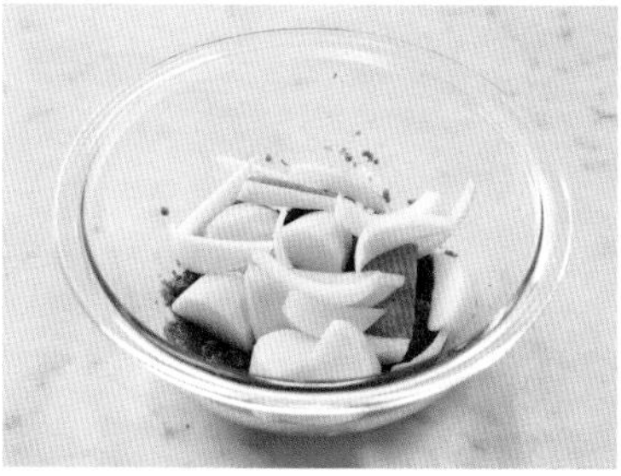

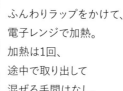

食材を切って、
調味料と一緒に
ボウルに入れれば
準備完了。

Step 2
電子レンジで加熱

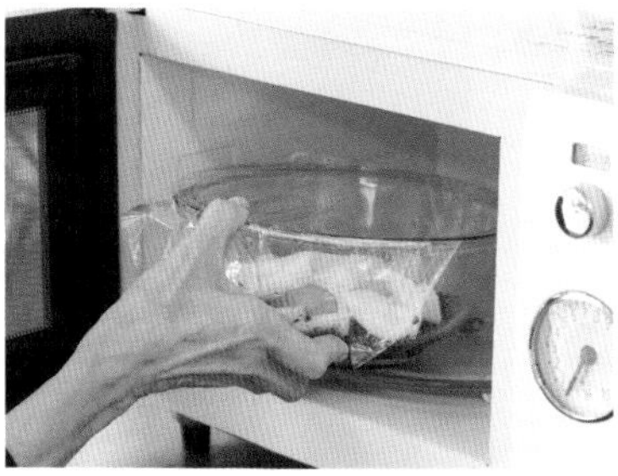

ふんわりラップをかけて、
電子レンジで加熱。
加熱は1回、
途中で取り出して
混ぜる手間はなし。

Step 3
取り出して、混ぜる

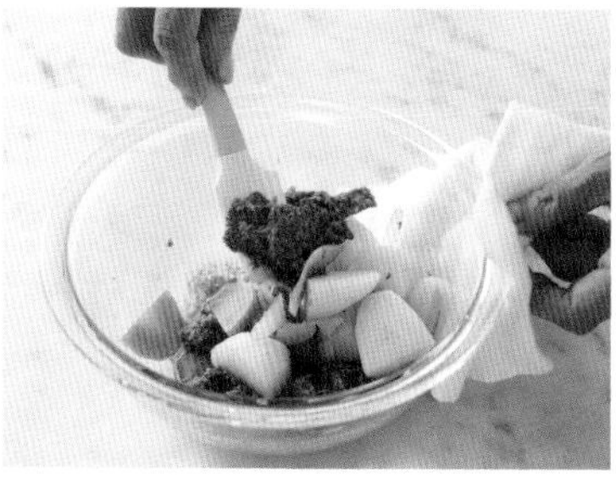

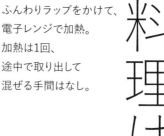

タイマーが切れたら、
すぐに取り出して全体を
よく混ぜます。ボウルが
熱くなっているので、
やけどには注意してください。

できあがり！

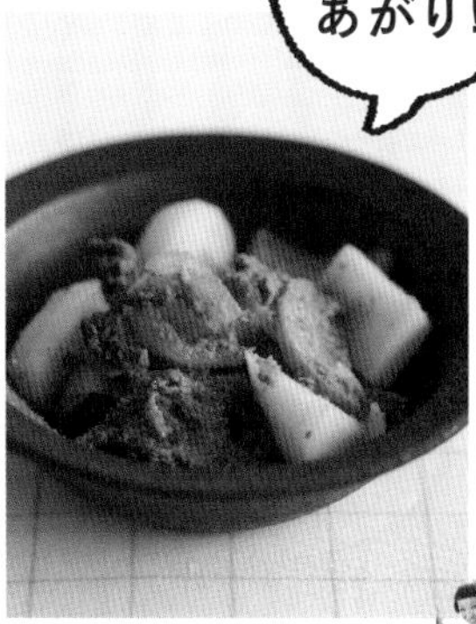

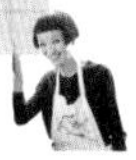

食べたいときに、
熱々のできたてがいただけます。

80歳、村上祥子さんの毎日レンジ生活

食事は毎日必ず食べるもの。
電子レンジをフル活用すれば、
ラクにおいしく続けられます。

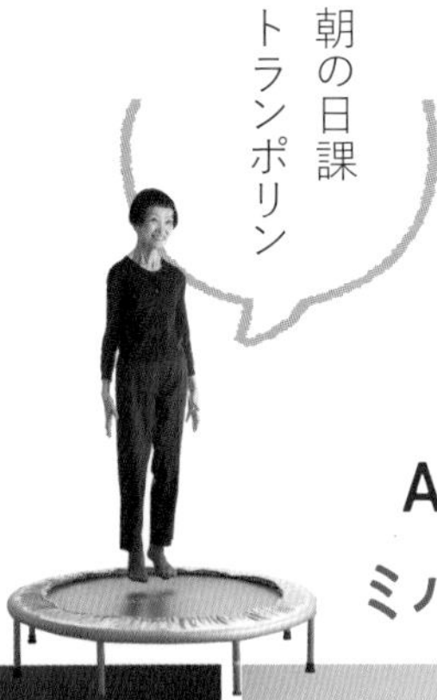

AM5:00
ミルクティー

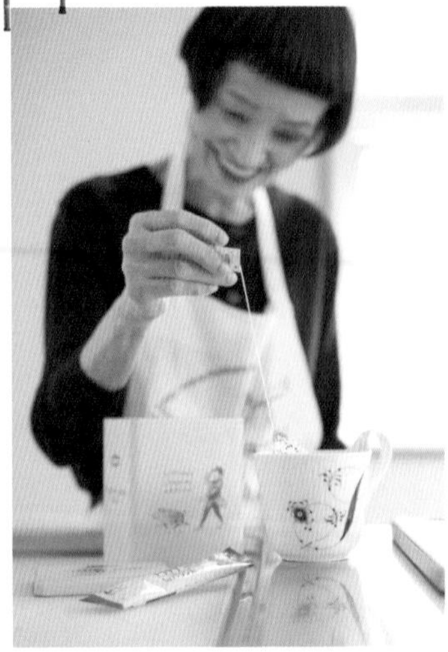

活動前にたっぷり2杯飲むのが習慣。
一緒に、スプーン1杯の
にんたまジャムもパクリ。

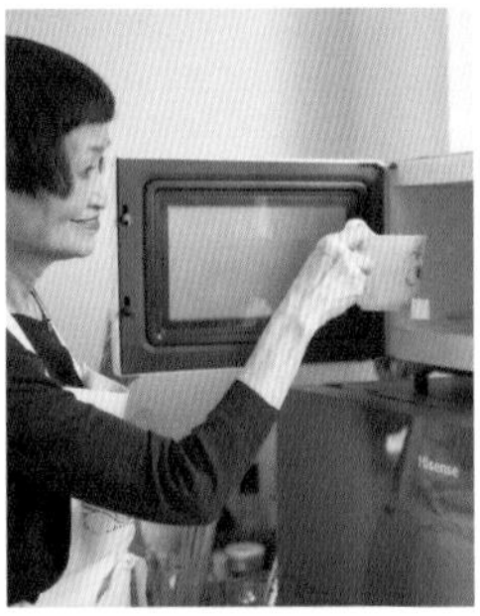

お湯は沸かさず、
マグカップに水と
ティーバッグを入れて
電子レンジで加熱。

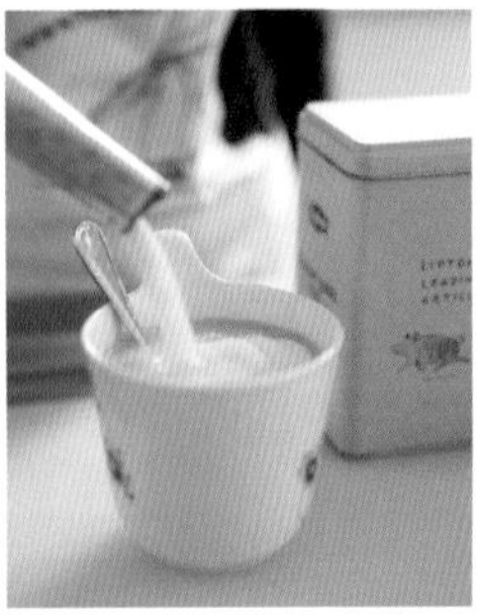

牛乳と大人向け粉ミルク
「プラチナミルクforバランス」（P.13）と
砂糖を入れてできあがり。

AM7:30
朝食

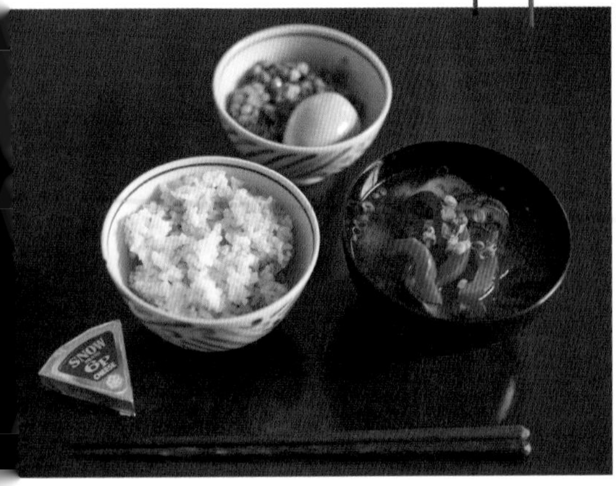

朝の定番
野菜のみそ汁、半熟煮卵（P.57）納豆、
チーズ、発芽玄米ごはん150g
卵、納豆、チーズは認知機能の
改善が期待できる組み合わせ！

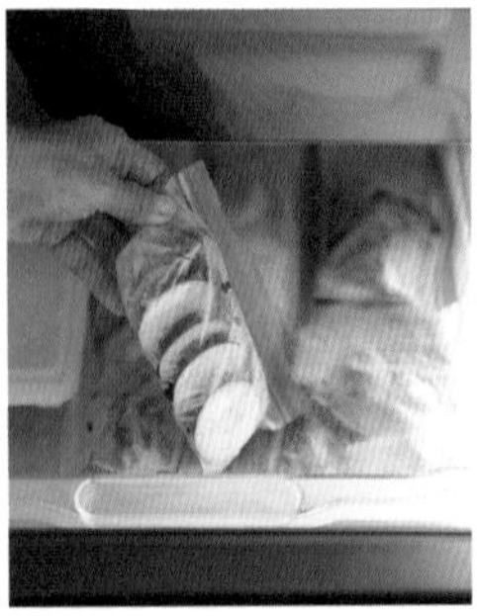

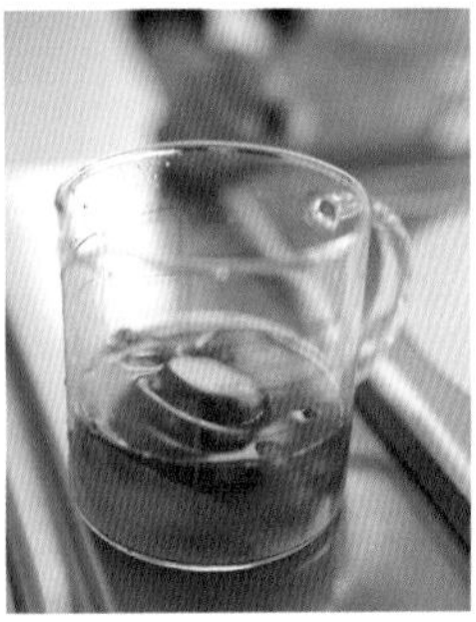

週末にまとめて作っておく
冷凍野菜パック（P.100）でみそ汁を。
水、液みそと合わせてレンジでチン！

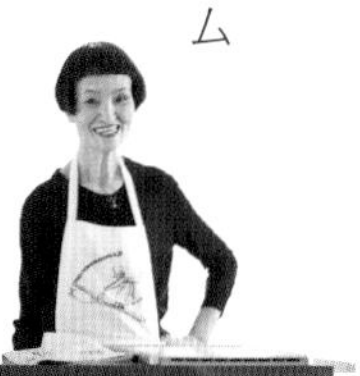
お仕事タイム

PM13:30
昼食

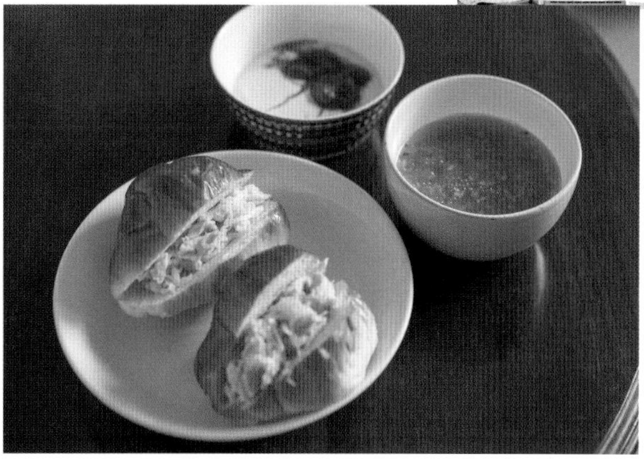

作り置きを利用して手早く準備。
サラダチキンサンド
手作り豆乳ヨーグルトとジャム
かんたんスープ

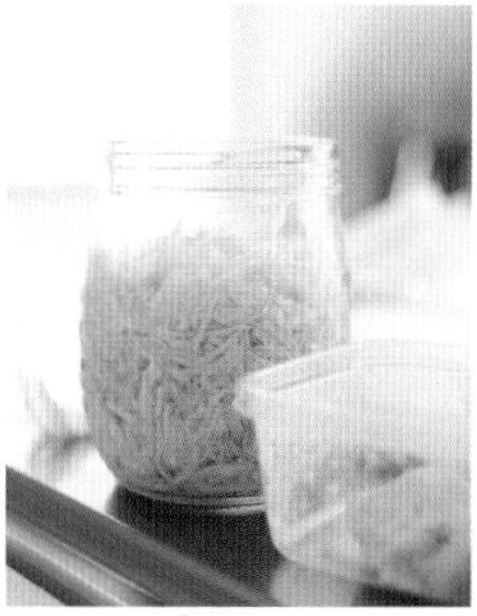

作り置きの
サラダチキン(P.32)と
酢キャベツ(P.21)の
マヨネーズあえを
パンでサンド。

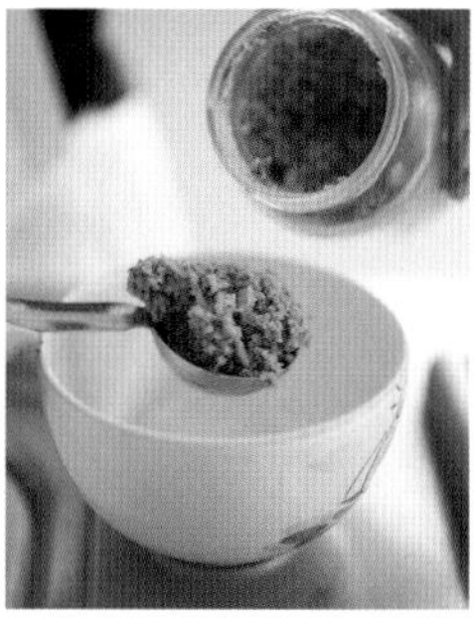

かんたんスープは
しいたけ醤(P.31)と
水をレンジ加熱。
うま味とビタミンDが
たっぷりの1杯です。

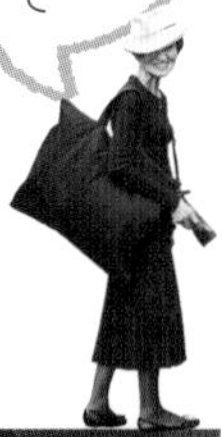
お買い物も
大きなバッグで
テクテク

PM19:30
夕食

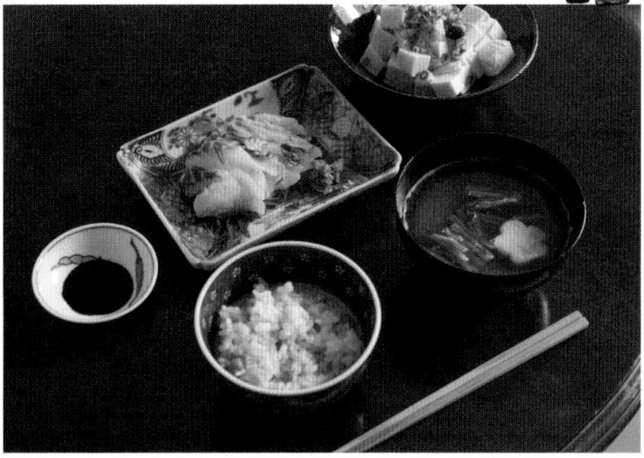

夕食もたんぱく質をしっかり。
薬味たっぷり刺身
冷ややっこのしょうがオイルかけ
即席潮汁、発芽玄米ごはん150g

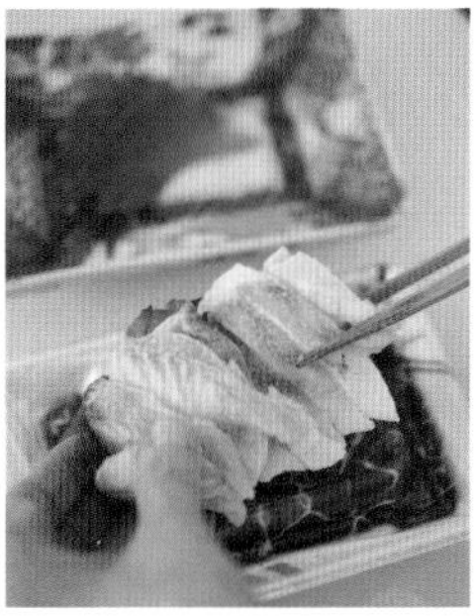

お刺身はパックごと
冷凍保存。
凍ったまま器に盛って
5分ほどおけば
解凍完了。

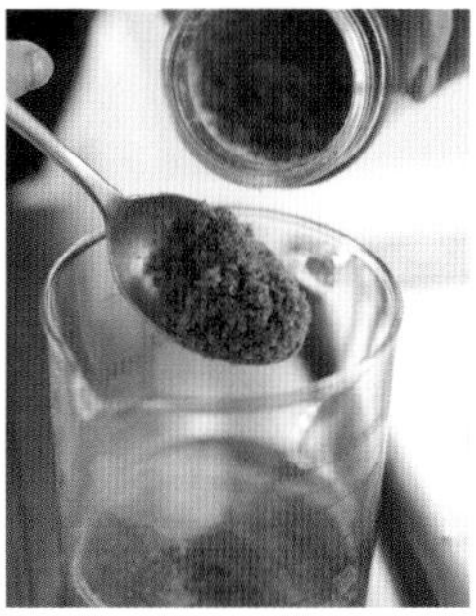

即席潮汁は
サバそぼろ(P.31)と
水をレンジ加熱。
器に注ぎ、ゆでた
ほうれん草と焼き麩をプラス。
しょうゆで味を調えます。

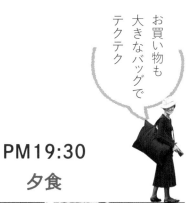

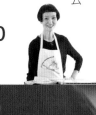

筋骨丈夫の習慣、教えます！

スポーツをする習慣はなくても、とにかくよく歩くことが足腰が丈夫な秘訣。撮影や料理教室は立ち仕事ですが、昼食以外は途中で座ることはありません。

家事・仕事で体を動かす

1日に何回も2階の仕事用スタジオと3階の自宅を階段で行き来。食材の買い出しを含めて1日1万歩歩きます。

掃除で4000歩

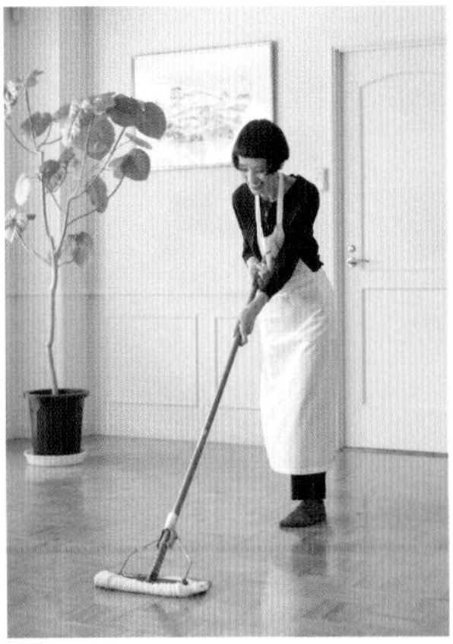

自宅の40坪ある部屋に掃除機をかけ、モップに固く絞った雑巾を挟んで拭き掃除。これで、4000歩。

朝のトランポリン

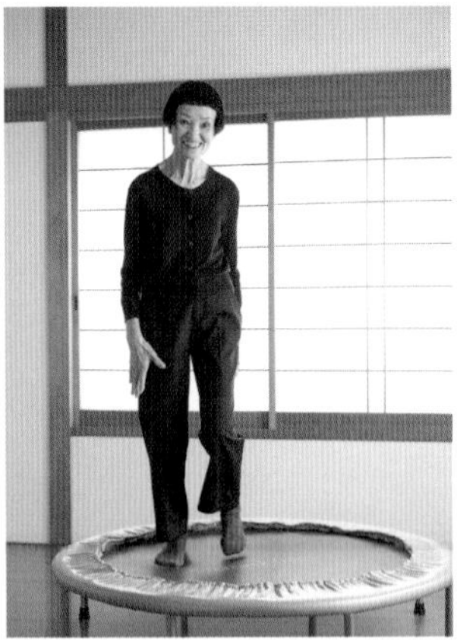

ジャンプの振動が脚の骨密度キープによいと聞き、毎朝、入浴の前にトランポリンを100回跳んでいます。

食材の買い出し

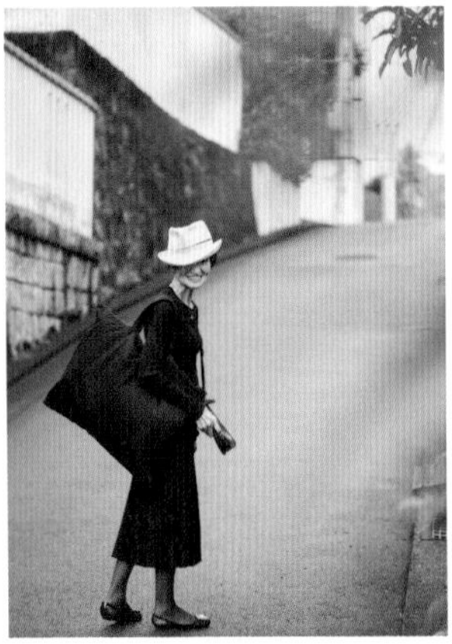

撮影や料理教室の食材を買い出しに行くのは、私の仕事。途中で銀行や郵便局などに寄ると、17000歩になることも。

料理教室でもまめに動く

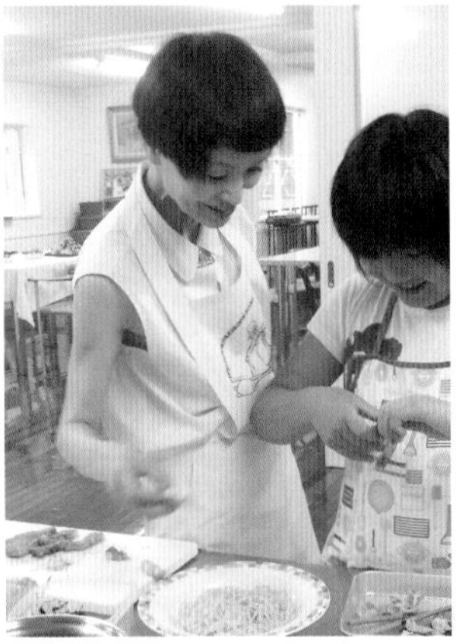

サービス精神旺盛なタイプです。料理教室のデモンストレーションだけでなく、生徒さんの質問に答えるためにパパッと動きます。

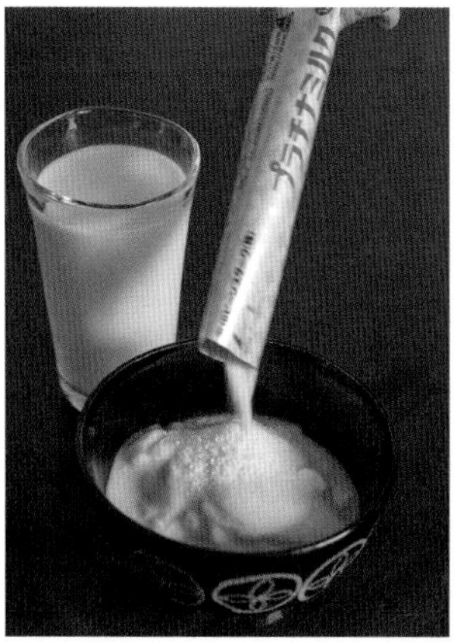

十分に乳製品がとれなかった日は、ヨーグルトか牛乳に「プラチナミルクforバランス」を加えて、たんぱく質とカルシウムを補給。

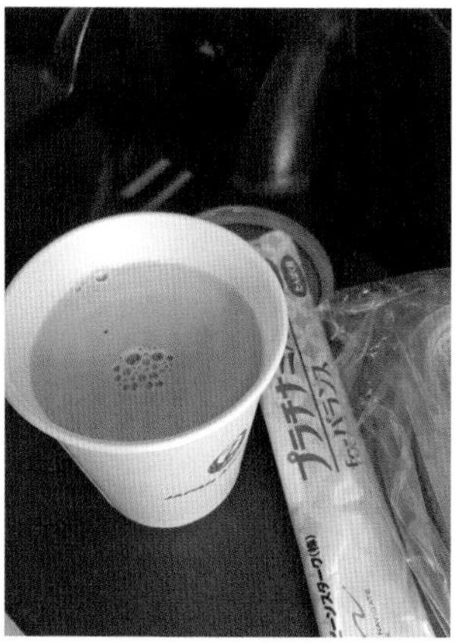

出張時、飛行機内でサービスされるコーヒーには、持参した「プラチナミルクforバランス」1本をプラス。

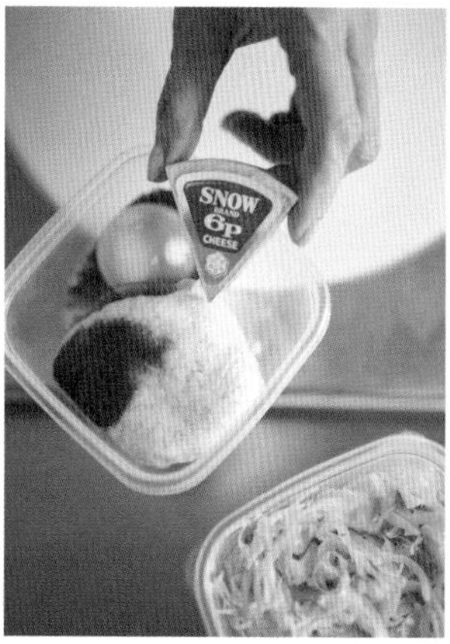

出張の際は、好みの味で体にいいものを食べられるのでお弁当を持参。乳製品のチーズ1個、半熟煮卵、コールスロー、梅干しの発芽玄米おにぎりが定番です。

乳製品を
こまめにとる

シニアの乳製品のとり方としておすすめなのが、最近大人向け粉ミルクとして販売されている栄養強化型スキムミルクを活用することです。低脂肪で保存性にすぐれ、手軽に栄養バランスが整えられます。

シニアにおすすめ
大人向け粉ミルク

◎大人の栄養バランス粉ミルク
カラダ届くミルク
問アサヒグループ食品
0120-630-611

◎大人のための粉ミルク
プラチナミルクforバランス
スティックタイプ

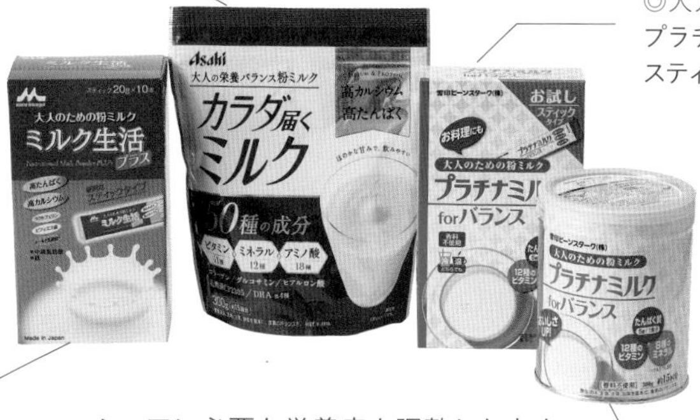

◎大人のための粉ミルク
ミルク生活プラス
問森永乳業
0120-303-633

◎大人のための粉ミルク
プラチナミルクforバランス
問雪印ビーンスターク
0120-241-537

シニアに必要な栄養素を調整した大人向け粉ミルクは、たんぱく質、カルシウム、微量栄養素の各種ビタミン・ミネラルの補給に便利。水やお湯に溶けやすく、手軽なスティックタイプもあります。

CONTENTS

Part 1
たんぱく質もカルシウムも！スペシャル筋骨ごはん

Part 2
おなかスッキリ&免疫力強化腸活おかず

Part 3
面倒なときのSOSストック冷凍野菜パック

この本の決まり

【レシピの表記について】
・計量単位は大さじ1＝15㎖、小さじ1＝5㎖です。
・調味料の分量表記の「少々」は親指と人さし指の2本でつまんだ分量です。
・玉ねぎやにんじんなど基本的に皮をむいて調理する野菜は皮をむく工程を、トマトやピーマンなど基本的にヘタを除く野菜はヘタを除く工程を、しめじなど基本的に石づきを除いて調理するきのこ類は石づきを除く工程を省いて説明しています。
・栄養成分は1人分で表示しています。

【電子レンジ調理について】
・電子レンジの加熱は６００Ｗを基準としています。８００Ｗの場合は0.7倍、７００Ｗの場合は0.8倍、５００Ｗの場合は1.2倍を目安に加減してください。機種によって多少の差が生じることがあります。左記の「電子レンジのワット数別加熱時間」を参照してください。
・電子レンジ調理では、突然沸騰する（＝突沸現象）可能性があります。やけどには十分ご注意ください。

【電子レンジのワット数別加熱時間】

500W	600W（本書で使用）	700W	800W
40秒	30秒	30秒	20秒
1分10秒	1分	50秒	50秒
1分50秒	1分30秒	1分20秒	1分10秒
2分20秒	2分	1分40秒	1分30秒
3分	2分30秒	2分10秒	1分50秒
3分40秒	3分	2分30秒	2分20秒
4分50秒	4分	3分30秒	3分
6分	5分	4分20秒	3分50秒
7分10秒	6分	5分10秒	4分30秒
8分20秒	7分	6分	5分20秒
9分40秒	8分	6分50秒	6分
10分50秒	9分	7分40秒	
12分	10分	8分30秒	

＊加熱時間は目安です。

Part 1

たんぱく質も
カルシウムも！
スペシャル
筋骨ごはん

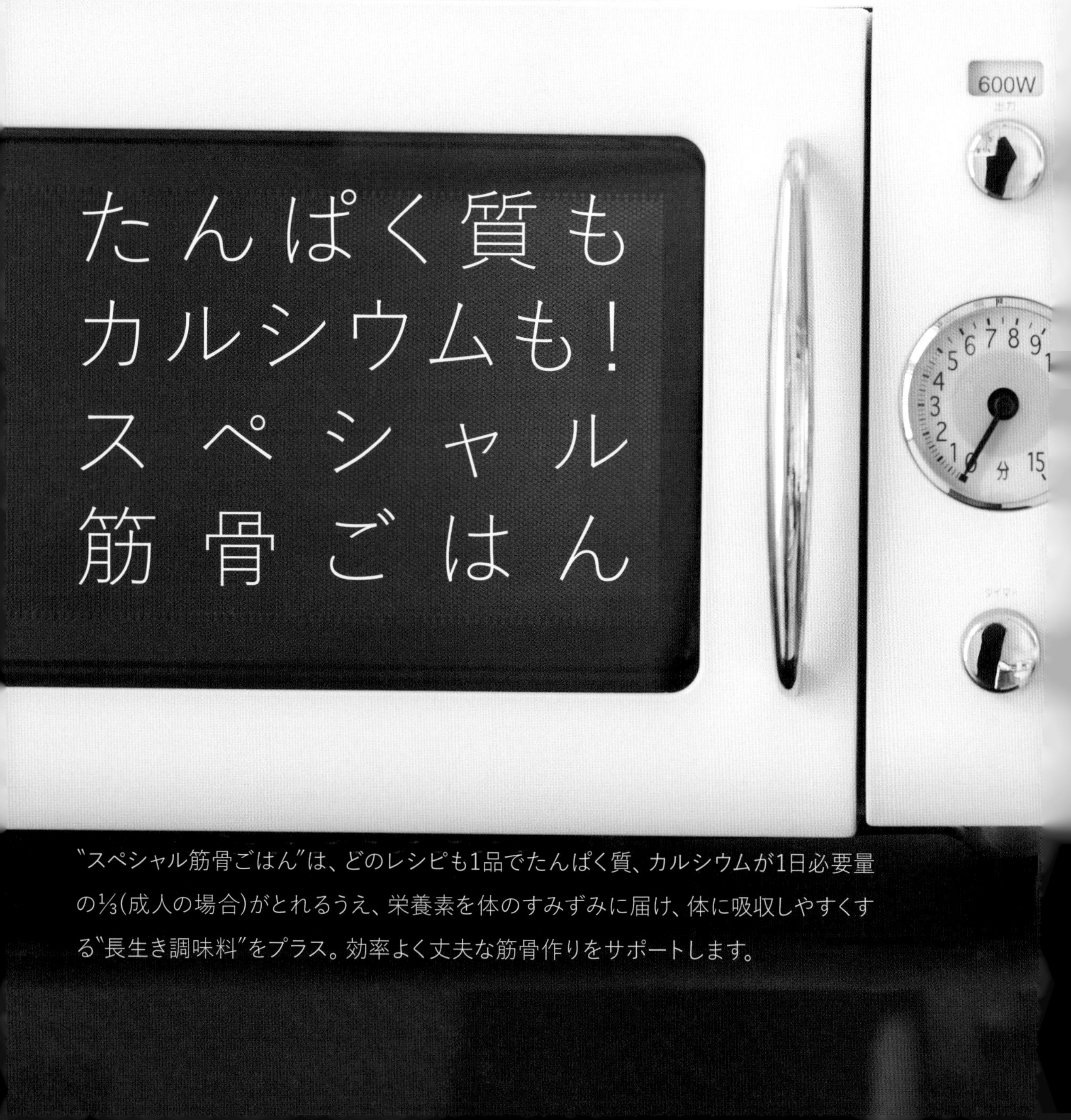

“スペシャル筋骨ごはん”は、どのレシピも1品でたんぱく質、カルシウムが1日必要量の⅓(成人の場合)がとれるうえ、栄養素を体のすみずみに届け、体に吸収しやすくする“長生き調味料”をプラス。効率よく丈夫な筋骨作りをサポートします。

骨まで丸ごと食べられるサバ缶＆イワシ缶は、たんぱく質、カルシウム、ビタミンDがたっぷり。シニアの筋肉の維持と骨粗鬆症予防がかなう最強食材です。**【長生き調味料】**の**にんたまジャム、酢玉ねぎ、酢キャベツ**を一緒にとることで、酢（クエン酸）が全身の血流をよくして、細胞のすみずみまで栄養素を届けます。

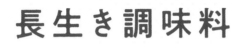

長生き調味料

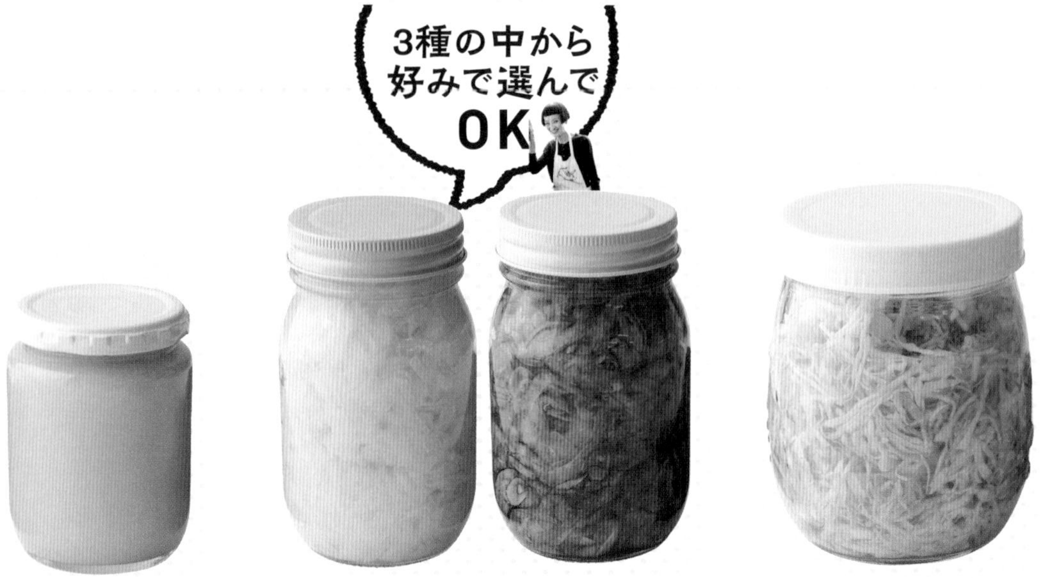

にんたまジャム　または　酢玉ねぎ　または　酢キャベツ

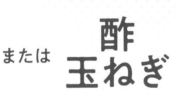

- ✓ 酢（クエン酸）の効果で血流アップ
- ✓ 全身に栄養素を届ける
- ✓ 血液サラサラ
- ✓ 胃粘膜を保護

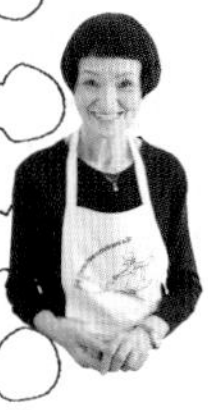

ムラカミ方程式①

筋骨ごはん＝

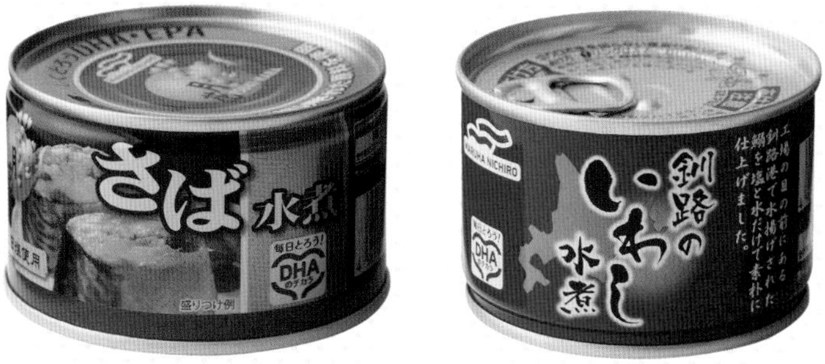

＋

サバ缶　　イワシ缶

たんぱく質　カルシウム　ビタミンD
が全部入り！

サバ缶、イワシ缶はシニアの最強食材です

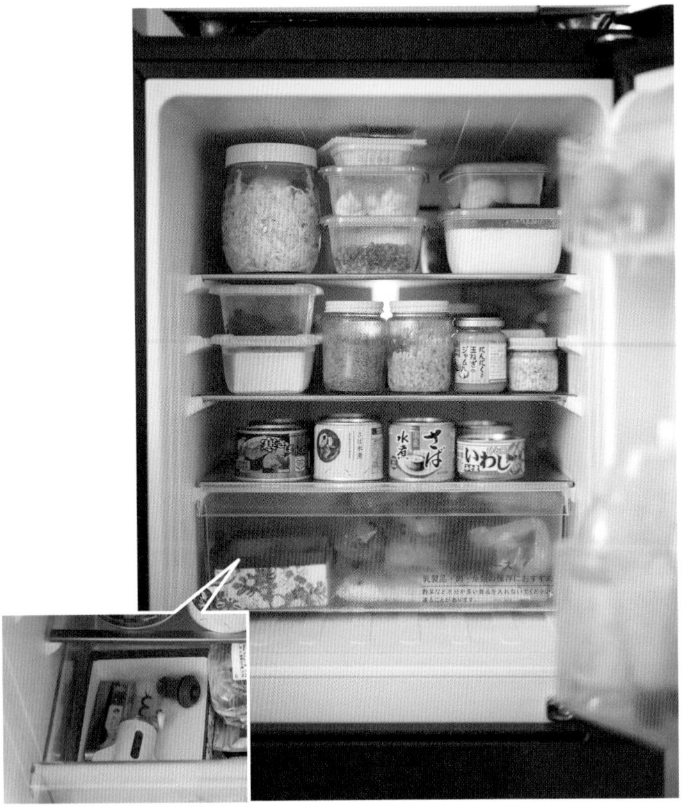

探す手間を省くため、食まわりのものはすべて冷蔵庫で保管。缶詰、〝長生き調味料〟はもちろん、ワインの栓抜きも入れています。

青魚の王様サバとイワシに含まれる栄養素を丸ごととれるのがサバ缶、イワシ缶。良質なたんぱく質はもちろん、骨まで食べられるのでカルシウムもたっぷり。サバ缶はビタミンDも豊富なので、カルシウムと一緒にとることで骨にカルシウムがしっかり吸着。骨密度の維持・アップに効果的です。サバ缶、イワシ缶ともに筋肉を作るのを助ける必須アミノ酸の一種、ロイシンも豊富です。そして、青魚といえばDHA（ドコサヘキサエン酸）、EPA（エイコサペンタエン酸）に注目。DHAはアルツハイマー病の予防・改善、認知症の予防に効果があることがわかっています。EPAは血管と血液の健康維持に重要で、善玉菌をふやし、血液をサラサラにして動脈硬化を予防する働きがあります。

手軽に魚に含まれる栄養素がとれて買い置きができるサバ缶、イワシ缶は、シニアの健康維持の強い味方です。

保存期間…冷蔵で1か月間
冷凍で2か月間

にんたまジャム

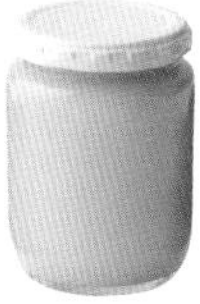

材 料（できあがり460g分）

玉ねぎ…………大2個（500g）
にんにく…………100g
水…………100mℓ
A 砂糖…………60g
　レモン汁または酢
　…………大さじ2

作り方

1. 玉ねぎはくし形に切る。

2. 耐熱ボウルににんにくを入れ、玉ねぎをのせる。(a) 分量の水を注ぎ、両端を5mmあけてラップをかけ、電子レンジ（600W）で14分加熱する。

3. ミキサーに**2**を汁ごと移し入れ、Aを加えてなめらかになるまで攪拌する。

4. 耐熱ボウルに移し入れ、ラップをかけずに電子レンジ（600W）で8分加熱する。熱いうちに清潔な保存瓶に移し入れてふたをし、冷ます。

常温で長期保存する場合は、にんたまジャムを入れた瓶ごと加熱殺菌する。瓶にふたを軽くかぶせて鍋に並べ、瓶の⅔の高さまで水を注ぎ、火にかける。煮立ってきたら中火で20分加熱。取り出してふたをきつく閉める。半年間保存できる。

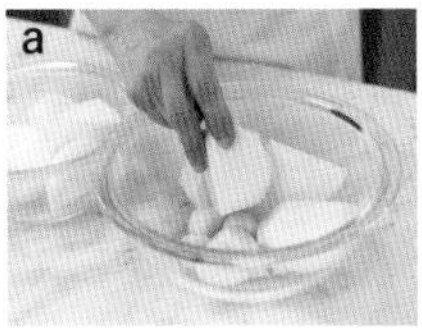
a

保存期間…常温・冷蔵で1年間
冷蔵すると酸味がまろやかになる。

酢玉ねぎ

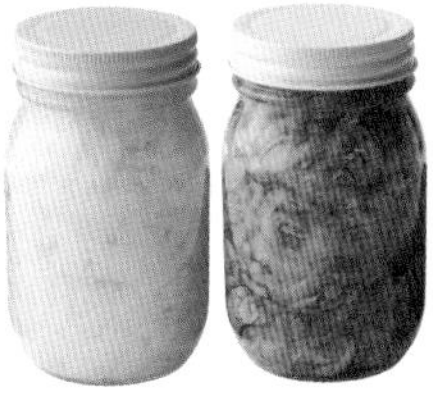

材 料（できあがり850g分）

玉ねぎまたは**紫玉ねぎ***1
…………大2個（500g）
A 酢…………150mℓ
　砂糖*2…………60g
　塩…………小さじ1
　水…………50mℓ

*1 紫玉ねぎを使えば赤色の酢玉ねぎができる。
*2 はちみつなら140g、きび砂糖または黒糖なら60g使用。

作り方

1. 玉ねぎはスライサーで薄切りにし、耐熱ボウルに入れる。

2. 鍋にAを煮立てて**1**に加える(a)。皿を数枚のせて重しにし、30分ほどおく。

3. 冷めたら、清潔な瓶や保存容器に移す。すぐに食べられる。

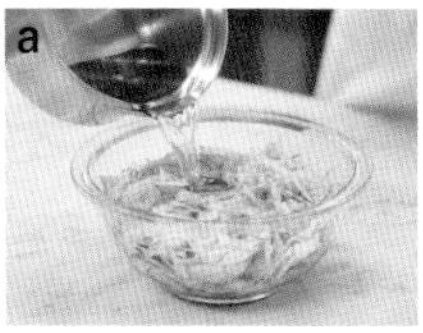
a

保存期間…常温・冷蔵で1年間
冷蔵すると酸味がまろやかになる。

酢キャベツ

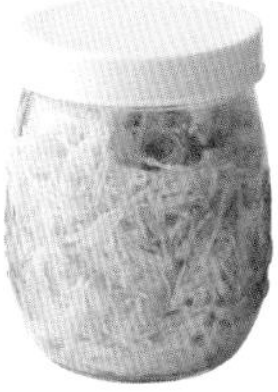

材 料（できあがり700g分）

キャベツ…………500g
A 酢…………150mℓ
　砂糖*…………60g
　塩…………小さじ1

* はちみつなら140g、きび砂糖または黒砂糖なら60g使用。

作り方

1. キャベツは5cm長さのせん切りにし、耐熱ボウルに入れる。

2. 鍋にAを煮立てて**1**に加える。皿を数枚のせて重しにし(a)、30分ほどおく。

3. 冷めたら、清潔な瓶や保存容器に移し、ふたをして常温で一晩おく。翌日から食べられる。

酢キャベツを食べきったあとに漬け酢が残った場合は、もう1回新しくキャベツを刻んで漬けられる。漬け酢は煮立たせたほうが早く漬かる。

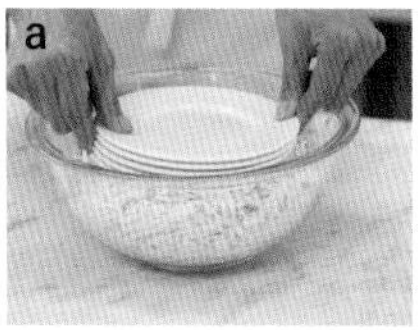
a

Food value

100gあたり	にんたまジャム	酢玉ねぎ	酢キャベツ
エネルギー	124kcal	57kcal	59kcal
塩分	0g	0.7g	0.9g
たんぱく質	2.6g	0.6g	0.9g
カルシウム	30mg	12mg	31mg
ビタミンD	0μg	0μg	0μg

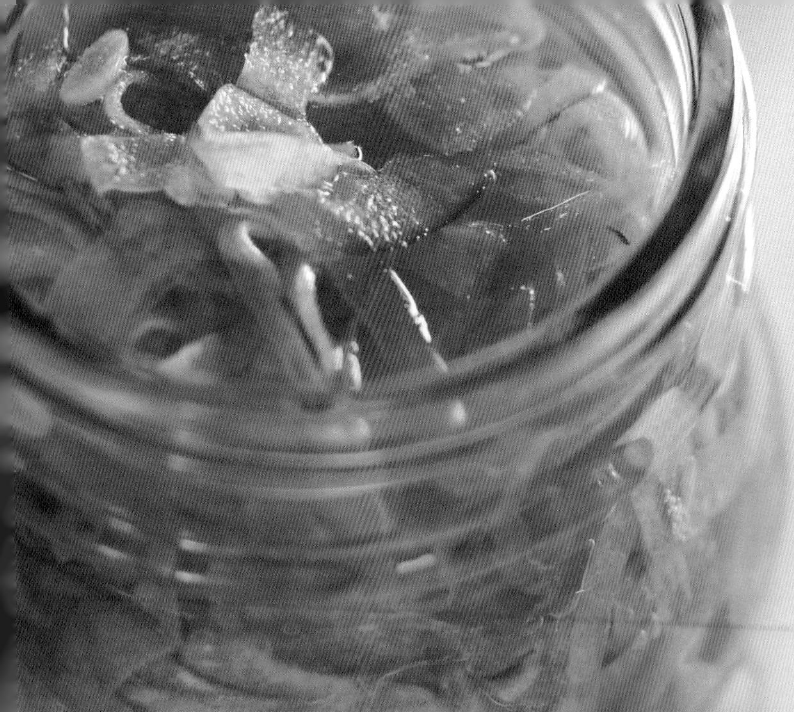

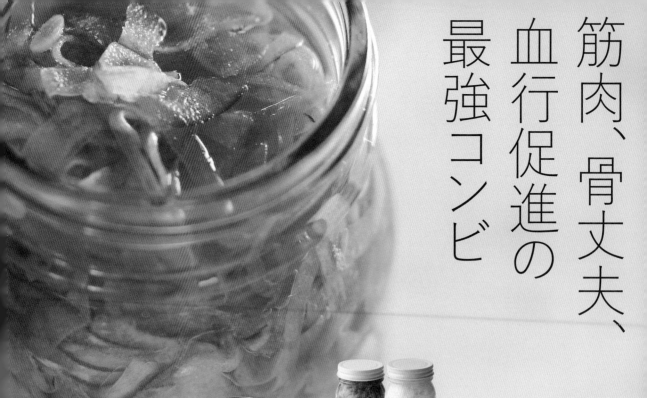

筋肉、骨丈夫、血行促進の最強コンビ

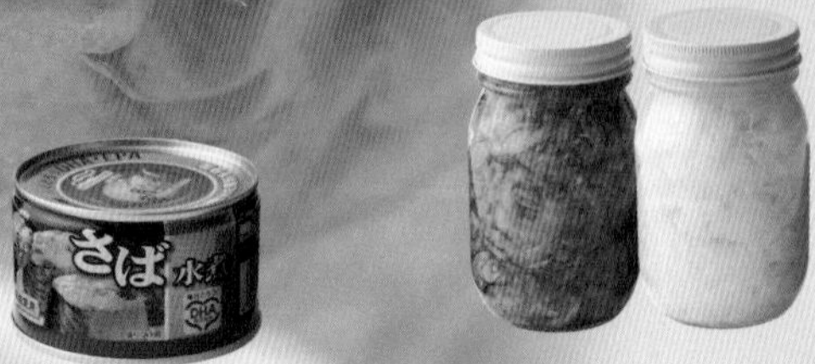

{サバ缶+酢玉ねぎ}

1人分	Food value
エネルギー	262kcal
塩分	1.0g
たんぱく質	17.1g
カルシウム	270mg
ビタミンD	11.0μg

材料（1人分）

サバ缶（水煮・汁気をきる）…正味100g
ピーマン…3個（90g）
A **酢玉ねぎ**（作り方P.21）…大さじ1
ごま油、豆板醤…各小さじ1
砂糖…小さじ½

作り方

1. サバ缶は身を細かくほぐす。ピーマンは縦半分に切り、細切りにする。

2. 耐熱ボウルに**1**のサバ缶とAを入れて混ぜ、ピーマンをのせる。

3. ふんわりとラップをかけて電子レンジ（600W）で3分加熱する。取り出して混ぜる。

レンジ加熱の場合は、肉や魚を下に入れ、野菜をいちばん上にのせると均一に火が通ります。

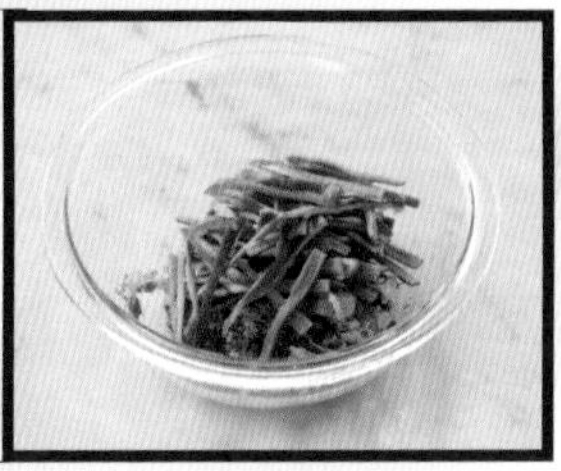

ムラカミ
MEMO

ピーマンと合わせることで、食物繊維はもちろん、サバ缶に不足しているビタミンA、ビタミンCもプラス。また、豆板醤によって体を温める効果も加わります。

サバ缶ピーマン

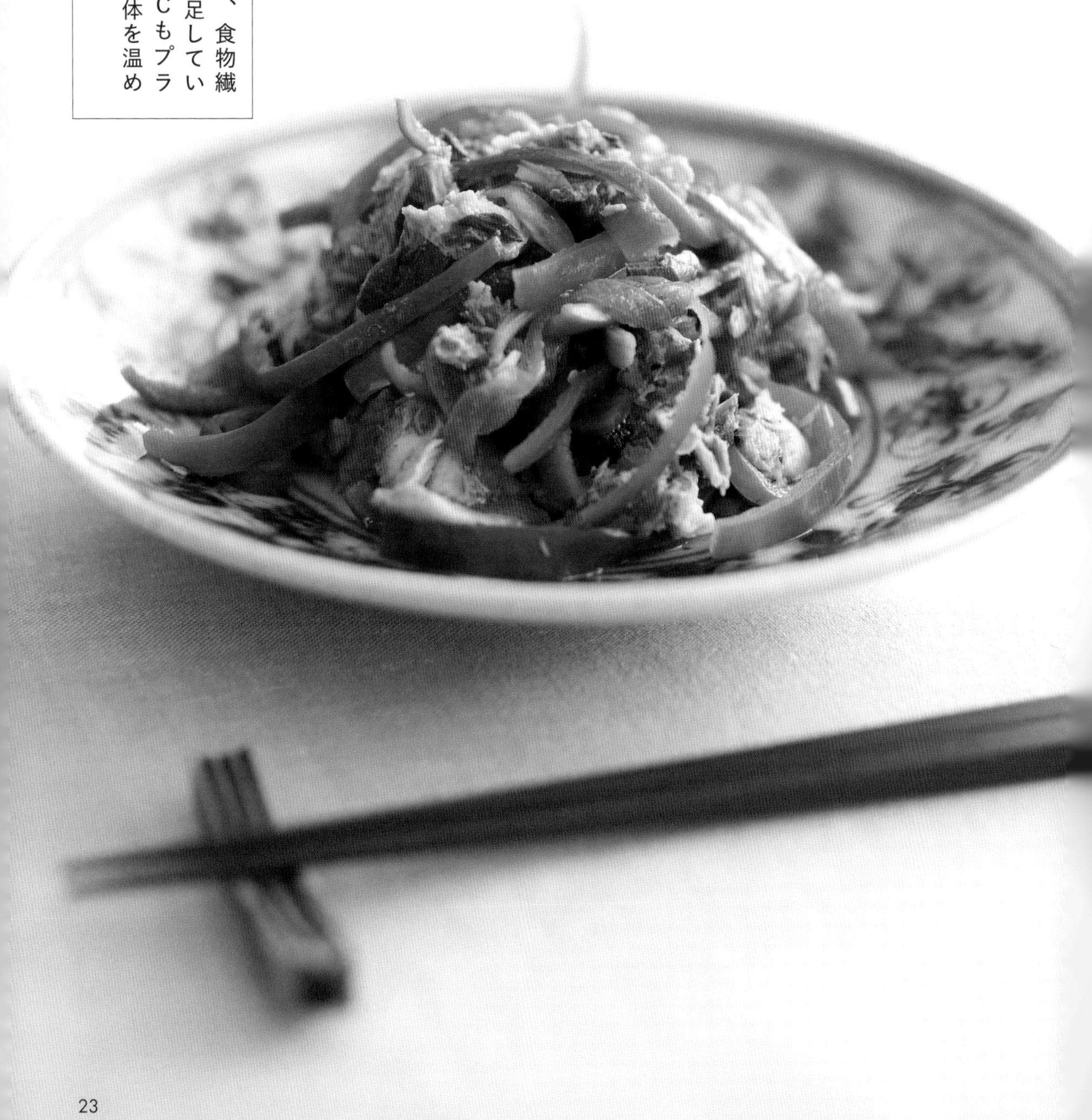

ムラカミ MEMO

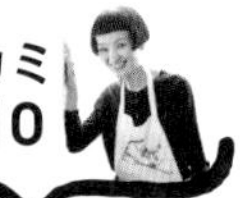

ほうれん草にたっぷり含まれる鉄分に、サバ缶の持つ豊富なたんぱく質が加わることで、貧血の予防・改善に効果があります。

{サバ缶+にんたまジャム}

サバ缶とほうれん草のごまあえ

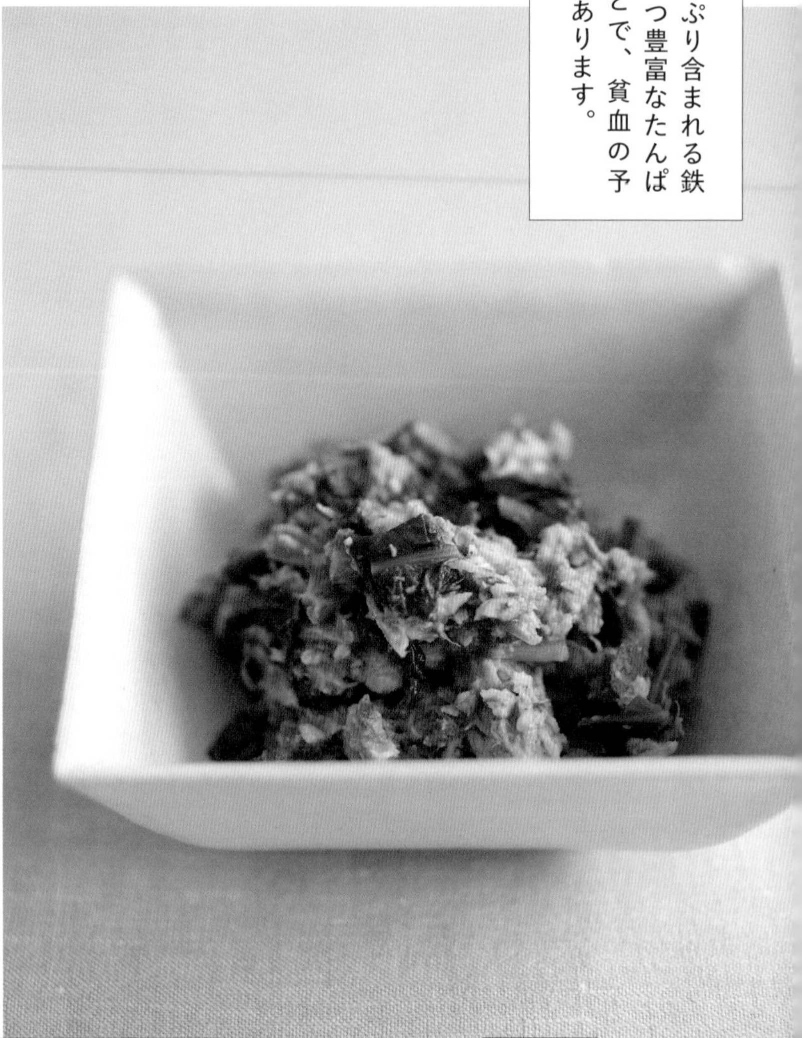

材料（1人分）

サバ缶（水煮・汁気をきる）……正味100g
ほうれん草……3株（100g）
A **にんたまジャム**（作り方P.21）……大さじ1
すり白ごま……小さじ2
薄口しょうゆ、ごま油……各小さじ½

作り方

1. サバ缶は身を細かくほぐす。

2. ほうれん草は耐熱ポリ袋に入れ、口を開けたまま耐熱ボウルに入れ、ラップをかけずに電子レンジ（600W）で1分30秒加熱する。水にとって水気を絞り、1cm長さに切る。

3. ボウルにAを入れて混ぜ、1、2を加えてあえる。

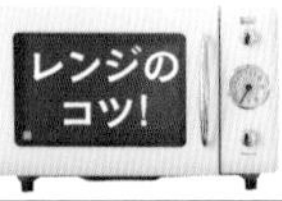

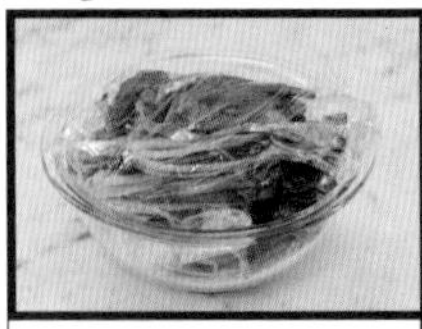

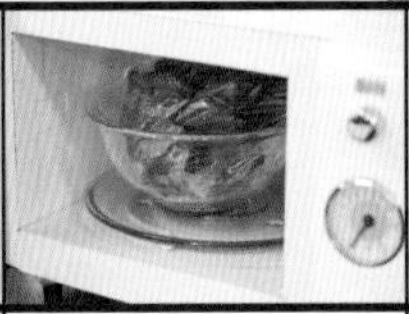

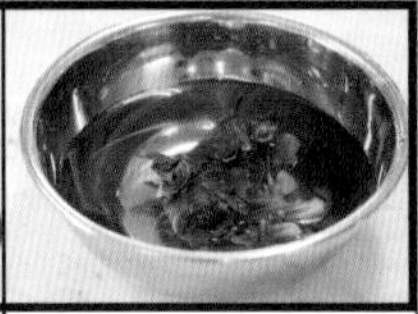

ポリ袋の口は開けたまま、火が通りにくい茎が上になるように半分に折ります。	ラップをかけずに電子レンジへ。	加熱直後はポリ袋ごと水に入れ、少し冷めたらポリ袋から出します。

1人分	Food value
エネルギー	285kcal
塩分	1.1g
たんぱく質	20.3g
カルシウム	406mg
ビタミンD	11.0μg

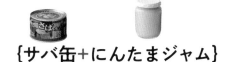

ムラカミMEMO

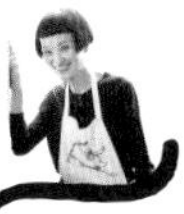

豆乳に含まれるイソフラボンは女性ホルモンのエストロゲンと似た働きをすることで知られています。ホルモンバランスを整え、骨粗鬆症予防にも。

{サバ缶+にんたまジャム}

サバ缶とじゃがいもの豆乳スープ

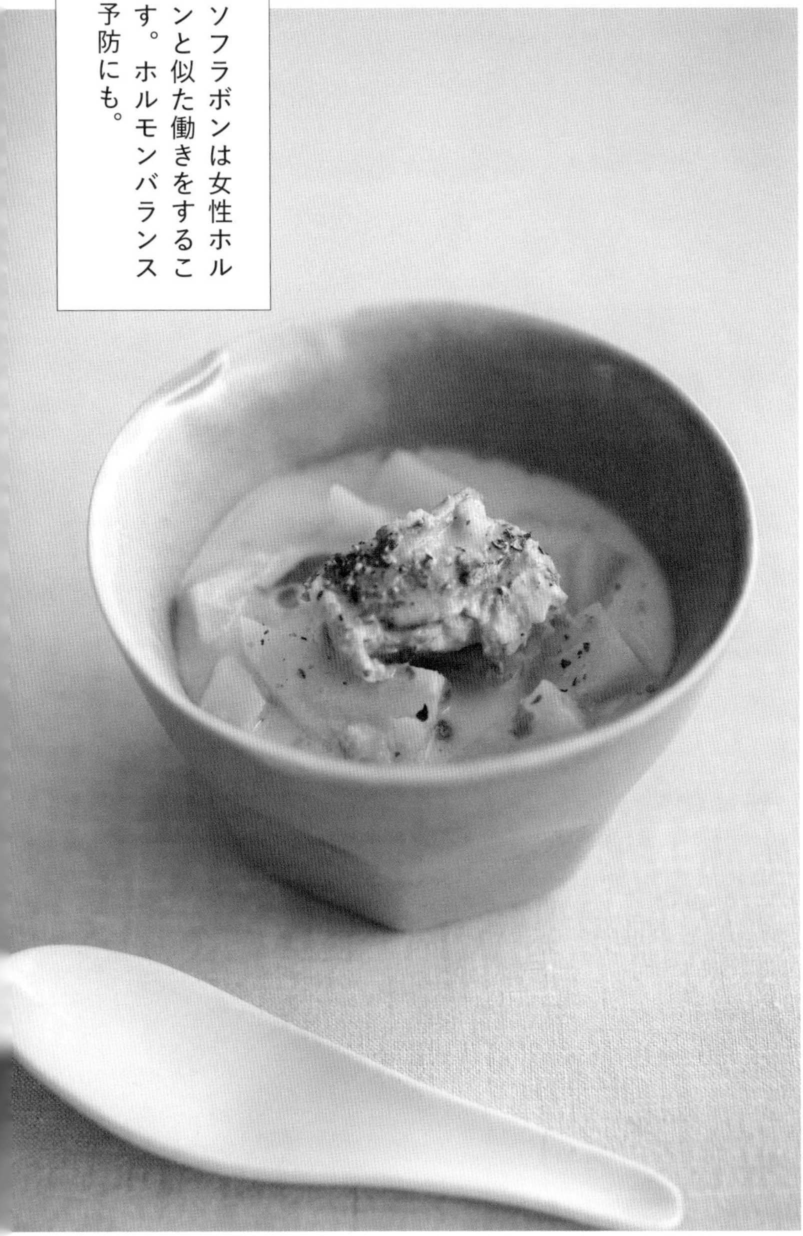

材料（1人分）

- **サバ缶**（水煮）…… 正味100g
- **サバ缶**の缶汁…… 大さじ2
- じゃがいも……… 小1個（100g）
- A 豆乳……………… 100mℓ
  - **にんたまジャム**（作り方P.21）……………… 大さじ1
- 粗びき黒こしょう… 適量

作り方

1. じゃがいもは1cm角、5〜6cm長さの棒状に切る。

2. 耐熱ボウルにサバ缶の身と缶汁を入れて身を粗くほぐし、Aを加え、**1**をのせる。

3. ラップをかけずに電子レンジ（600W）で5分加熱する。取り出して混ぜ、器に盛って粗びき黒こしょうをふる。

1人分	Food value
エネルギー	373kcal
塩分	0.9g
たんぱく質	24.4g
カルシウム	346mg
ビタミンD	13.0μg

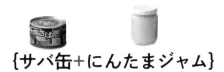

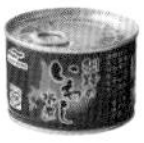

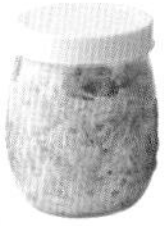

{イワシ缶+酢キャベツ}

イワシ缶とゴーヤの卵炒め

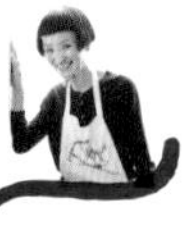

ムラカミ MEMO

ゴーヤの苦みがサラダ油と酢キャベツの酸味でやわらぎます。卵1個を加えると、たんぱく質6.2gをプラスできます。

材料（1人分）

イワシ缶（水煮・汁気をきる）……正味60g
ゴーヤ……¼本（50g）
卵……1個
A **酢キャベツ**（作り方P.21）……大さじ1
サラダ油……小さじ1

作り方

1. イワシ缶の身はほぐす。ゴーヤは5mm厚さの薄切りにする。

2. 耐熱ボウルに1、Aを入れて混ぜる。

3. ふんわりとラップをかけて、電子レンジ（600W）で2分加熱する。

4. 取り出して混ぜ、卵を溶いて加える。再びふんわりラップをかけて電子レンジ（600W）で1分加熱し、取り出して混ぜる。

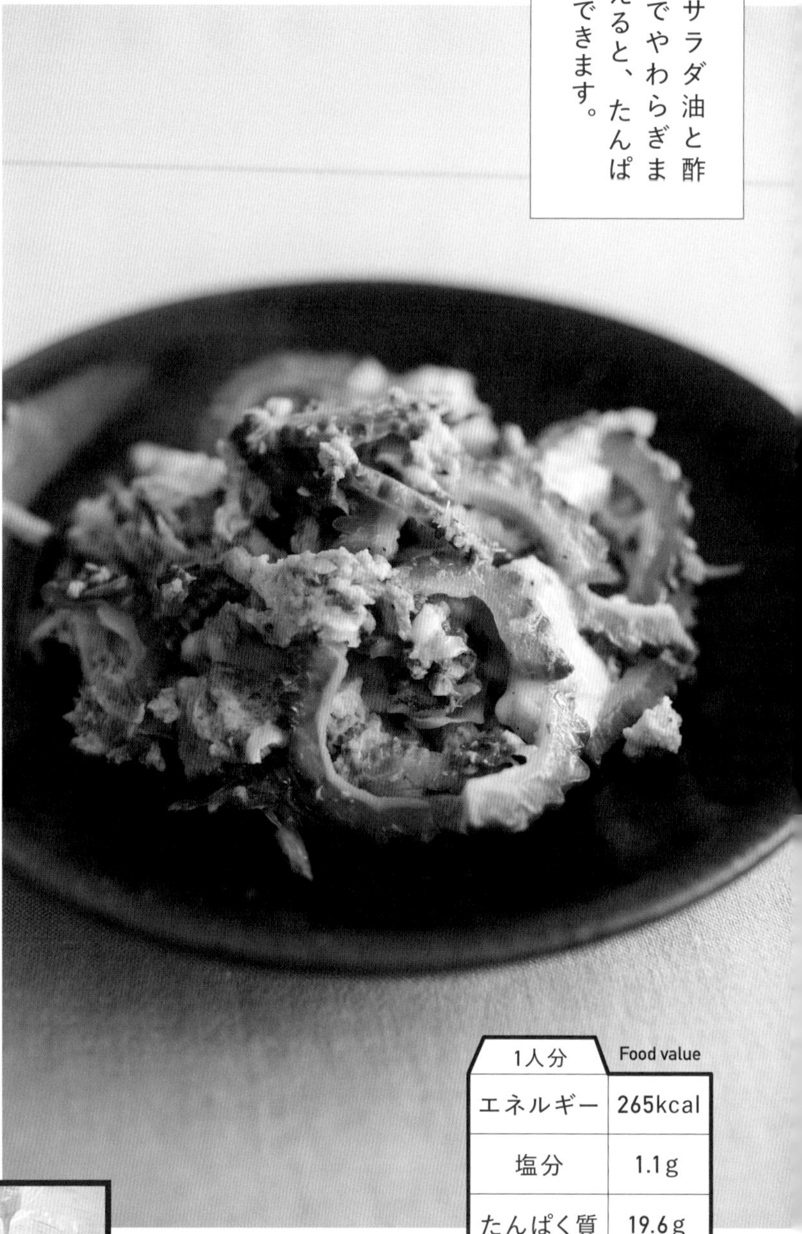

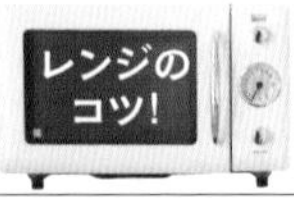

溶き卵はゴーヤに火を通してから加えると、卵に火が通り過ぎずにふんわり仕上がります。

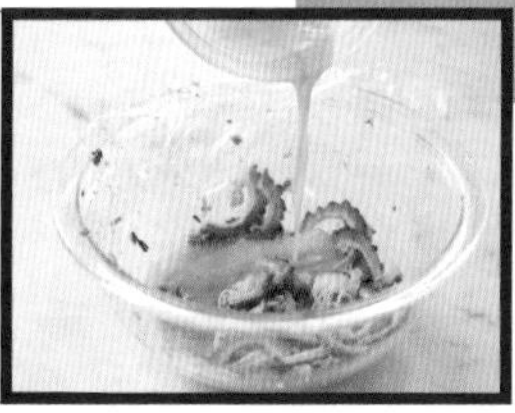

1人分	Food value
エネルギー	265kcal
塩分	1.1g
たんぱく質	19.6g
カルシウム	241mg
ビタミンD	5.0μg

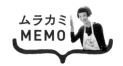

ムラカミ MEMO

イワシに豊富なDHA、EPAとにんたまジャムの組み合わせは、血液サラサラ効果が抜群。

{イワシ缶+にんたまジャム}

イワシ缶チャーハン

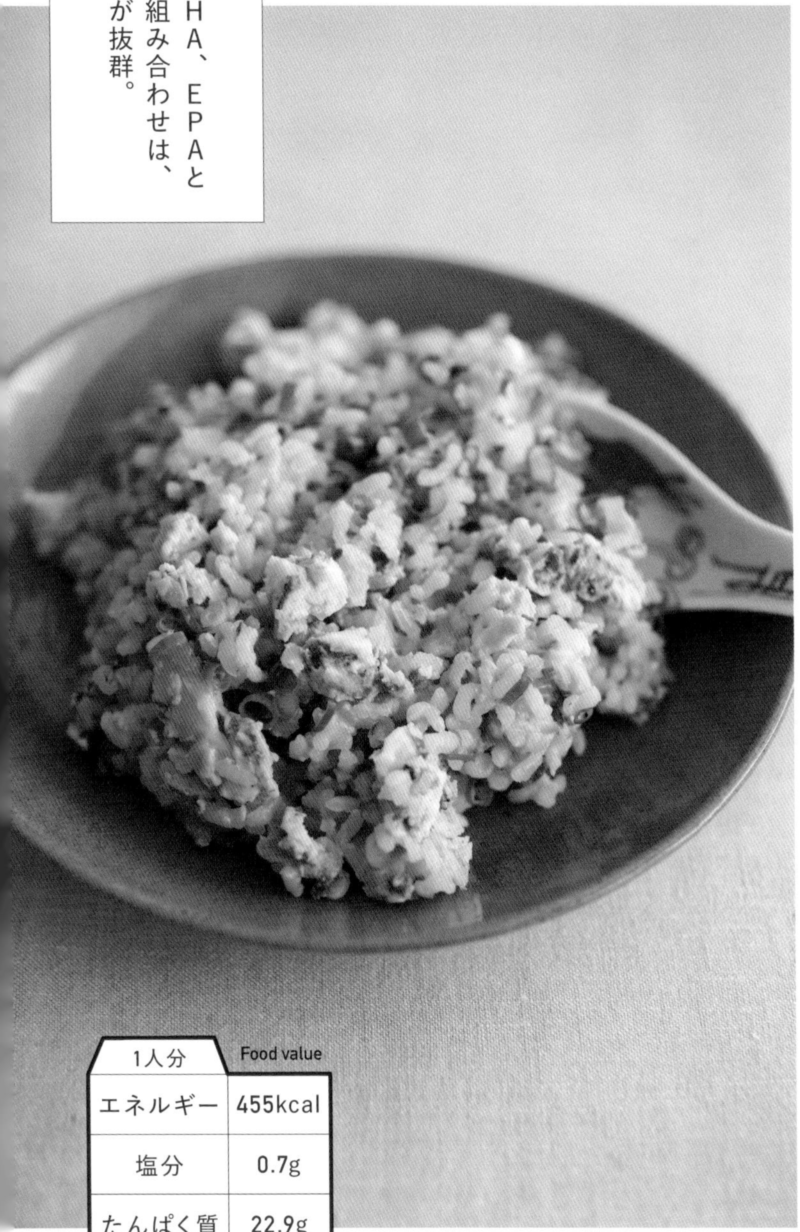

材料（1人分）

イワシ缶（水煮・汁気をきる）……正味60g
ごはん（玄米など好みのもの）……茶わん1杯分（150g）
卵……1個
A **にんたまジャム**（作り方P.21）……大さじ1
　サラダ油……小さじ1
こしょう……少々
万能ねぎ（小口切り）……適量

作り方

1. イワシ缶の身はほぐす。

2. 耐熱ボウルに卵を割りほぐし、**1**、Aを加えて混ぜる。

3. ふんわりとラップをかけて電子レンジ（600W）で1分加熱し、取り出して混ぜる（やわらかめのいり卵にする）。

4. ごはんを加えて混ぜ、再びラップをかけて電子レンジ（600W）で2分加熱する。取り出して混ぜ、こしょうをふる。器に盛り、万能ねぎを散らす。

1人分	Food value
エネルギー	455kcal
塩分	0.7g
たんぱく質	22.9g
カルシウム	236mg
ビタミンD	6.0μg

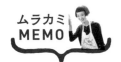

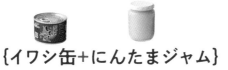

たんぱく質は食べだめができません。むだなく消化・吸収できるたんぱく質量は1食あたり24〜30g。1日3食で、ちょうど必要量が満たされます。毎食欠かさずたんぱく質をとるには、買い置きできる食材を上手に利用するのがポイント。さらにビタミンDたっぷりの**【長生き調味料】**の**サバそぼろ、しいたけ醤**を一緒にとることで、筋肉量を維持し、カルシウムが骨にしっかり吸着されます。

長生き調味料

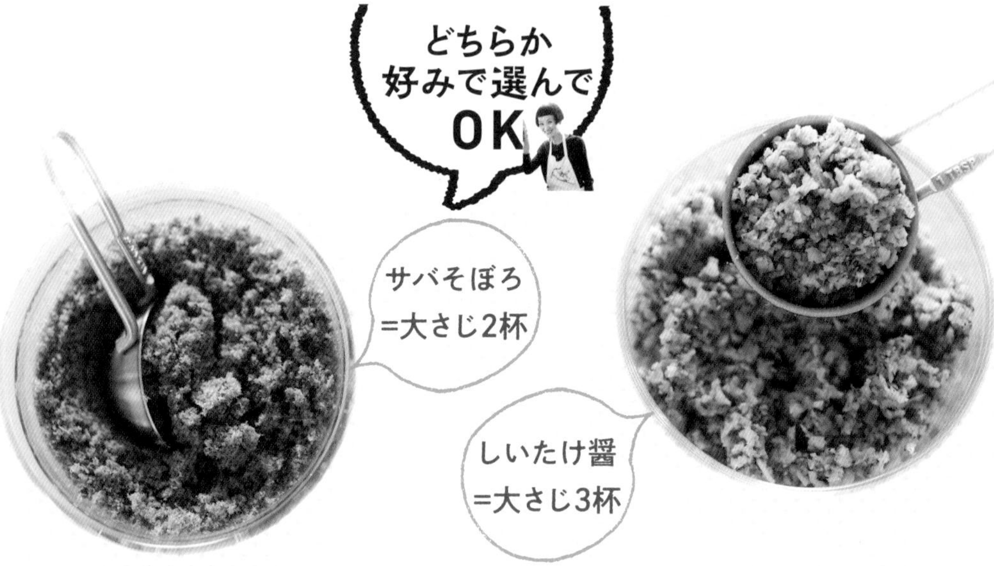
どちらか
好みで選んで
OK
サバそぼろ
=大さじ2杯
しいたけ醤
=大さじ3杯

サバそぼろ または しいたけ醤

✓ 上記の分量で、ビタミンD、カルシウムが
1日に必要な量の1/3がとれる

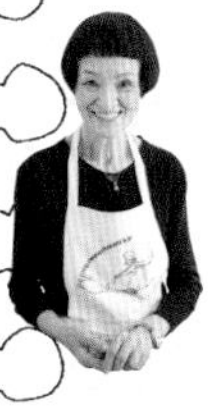

ムラカミ方程式②

筋骨ごはん＝

買い置きたんぱく質

おすすめの
良質
たんぱく質

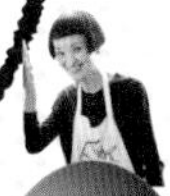

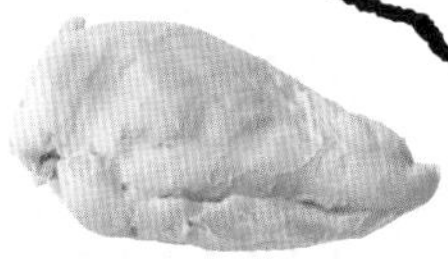

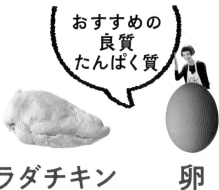

サラダチキン

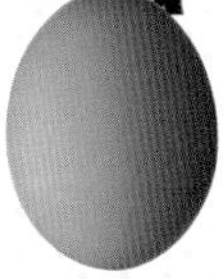

卵

厚揚げ

＋

豆腐

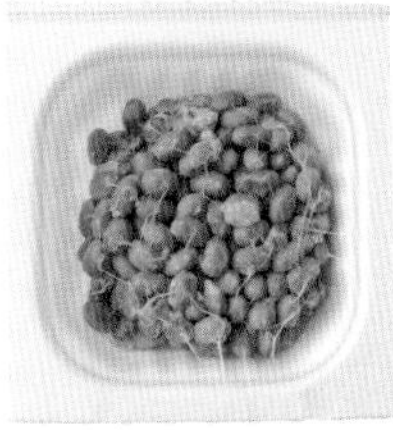

納豆

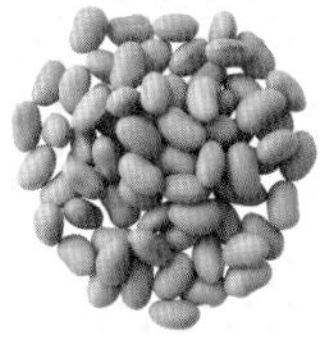

蒸し大豆

買い置きでラクにおいしく たんぱく質摂取

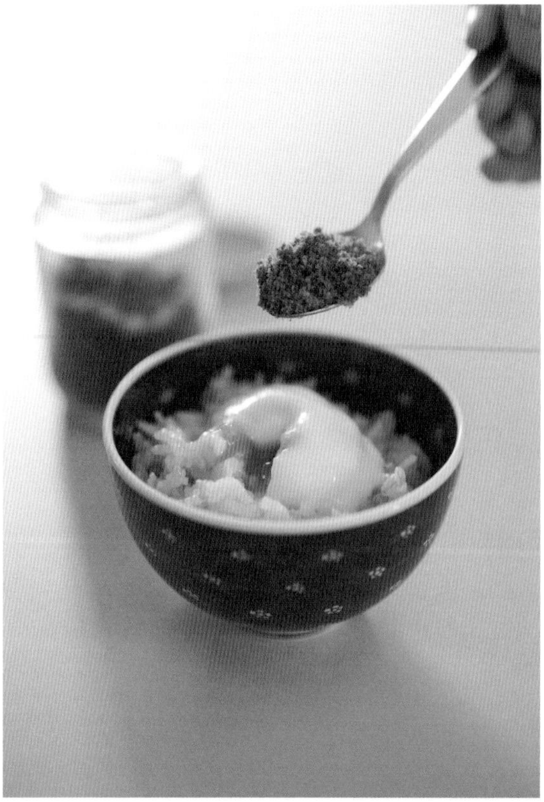

温泉卵をのせたごはんに、サバそぼろをかけて。ごはんだけ、卵だけよりも筋肉量と骨密度の維持とアップに効果的。

鶏むね肉

男性も女性も50歳を過ぎるころから、筋肉の分解スピードが上がります。効率よく筋肉作りをするには高たんぱく・低脂肪の食材を活用しない手はありません。鶏むね肉（皮なし）は低脂肪で100gあたりたんぱく質23・3gを含むぴったりの食材。さらに注目したい成分がロイシンとイミダゾールペプチド。ロイシンは筋肉の合成を促進し、筋力アップにつながり、イミダゾールペプチドは疲労回復に効果を発揮します。

大豆製品

大豆は女性ホルモンに似た働きをするイソフラボンを含み、骨粗鬆症の予防や更年期障害の症状軽減に役立つといわれています。大豆が原料の豆腐はカルシウムが豊富。豆腐から作る厚揚げ、油揚げ、がんもどきにもカルシウムは多く含まれます。大豆を発酵させて作る納豆には、血栓を予防する効果が期待できます。

卵

卵黄に含まれるコリンという成分は認知症の予防・改善に役立つことがわかっています。卵黄はコレステロールを多く含む食品ですが、卵黄に含まれるレシチンにはLDLコレステロール（悪玉コレステロール）がたまるのを抑える働きがあり、「日本人の食事摂取基準」からコレステロールの摂取制限を外し、健康な人なら1日1〜2個の卵を食べても問題はないとされました。

私たちが1日に必要とされるたんぱく質は90g。動物性と植物性の比率を2対1にするのが理想的といわれています。

保存期間…冷蔵で2週間
冷凍で2か月間

サバそぼろ

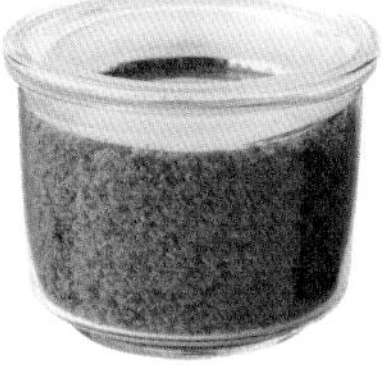

材料（できあがり85g分）
サバ缶（水煮）……1缶（総量190g）

作り方

1. サバ缶は身と缶汁*に分ける。フードプロセッサーに身を入れて細かく攪拌する。

2. 耐熱ボウルに**1**の身を移し、ふんわりとラップをかけて電子レンジ（600W）で3分加熱する。取り出して泡立て器でほぐし（**a**）、ラップをかけずに電子レンジ（600W）で3分加熱する。

3. 再びフードプロセッサーで身を攪拌して細かくする（**b**）。保存容器に入れて保存する。

*缶汁はドレッシングに活用（下記参照）。

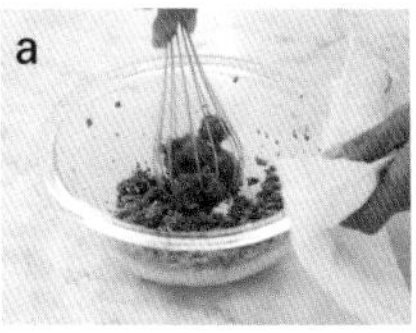
a

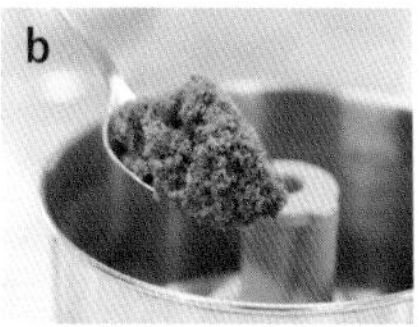
b

保存期間…冷蔵で1週間
冷凍で2か月間

しいたけ醤

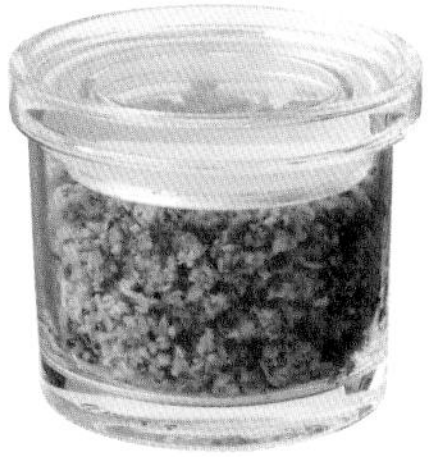

材料（できあがり170g分）
干ししいたけ……40g
水……140mℓ
A ちりめんじゃこ……20g
　大人向け粉ミルクまたはスキムミルク（P.13）……10g

作り方

1. 耐熱ポリ袋に干ししいたけを入れ、分量の水を注ぎ、空気を抜いて口をしばる。

2. 耐熱容器に**1**を入れ、電子レンジ（600W）で1分加熱し、取り出して10分おく。水気が残っていたら捨て、フードプロセッサーに軸をつけたままかけて（**a**）、細かくする。

3. 耐熱ボウルに移し、ふんわりとラップをかけて電子レンジ（600W）で2分加熱する。取り出して、Aを加えて混ぜ、保存容器に移す。

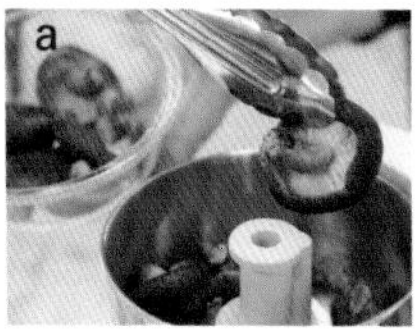
a

栄養豊富な缶汁はドレッシングに

瓶にサバ缶（水煮）の缶汁40g、酢とオリーブオイル各大さじ1、しょうゆ2〜3滴を入れ、ふたをしてふり混ぜる。

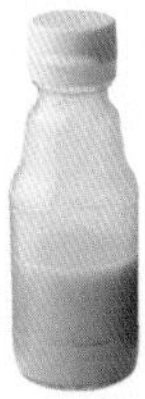

Food value

大さじ1あたり	サバそぼろ	しいたけ醤
エネルギー	25kcal	7kcal
塩分	0.1g	0.1g
たんぱく質	2.2g	0.9g
カルシウム	36mg	9mg
ビタミンD	1.5μg	1.0μg

鶏むね肉は、筋肉の合成を促すロイシンの宝庫。サラダチキンが便利

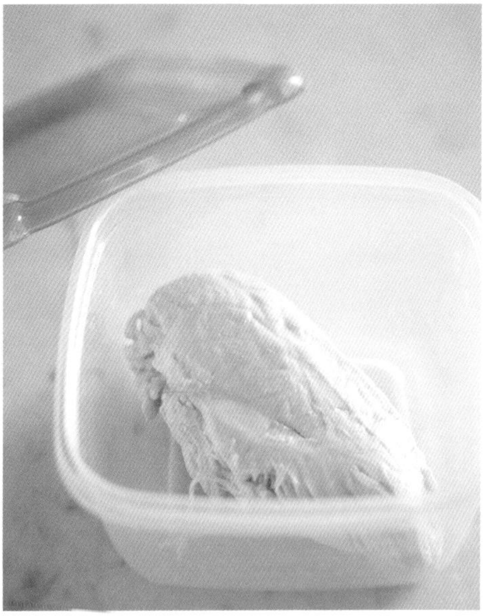

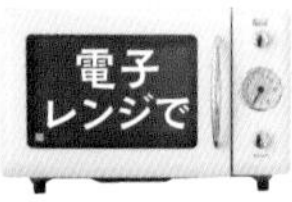

{サラダチキン}

100gあたり	Food value
エネルギー	173kcal
塩分	0.1g
たんぱく質	34.9g
カルシウム	7mg
ビタミンD	0μg

材 料（作りやすい分量・できあがり140g）

鶏むね肉（皮なし）…………1枚（200g）

作り方

1. 耐熱ポリ袋に鶏肉を入れ、口を開けたまま耐熱ボウルに入れる(a)。

2. ラップはかけずに、電子レンジ(600W)で4分加熱する。このまま冷まし、汁ごと保存容器に入れて冷蔵庫で保存する。

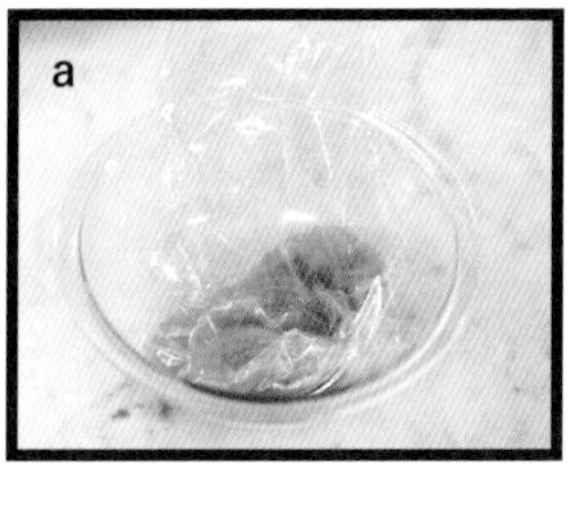
a

鍋や炊飯器でも作れます

ゆで物やごはんを炊くついでに、作り置きしておくと便利です。

炊飯器

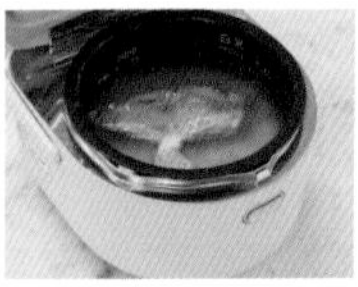

炊飯器にといだ米を入れ、分量の水を注ぎ、15分おく。耐熱ポリ袋に鶏肉1枚を入れ、口を縛り、米の上にのせ、倍速モードで炊く。ごはんが炊き上がったら取り出す。

鍋

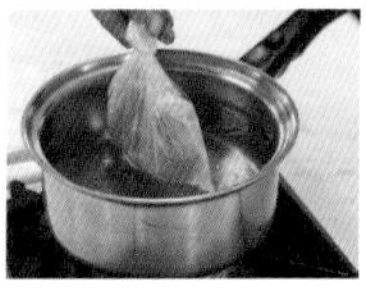

1. 耐熱ポリ袋に鶏肉1枚を入れ、できるだけ空気を抜いて口を輪ゴムで縛る。

2. 鍋に水4カップを沸かし、1を入れてグラグラ煮立つ火加減(強めの中火)で5分ゆで、裏返してさらに5分ゆでて取り出す。

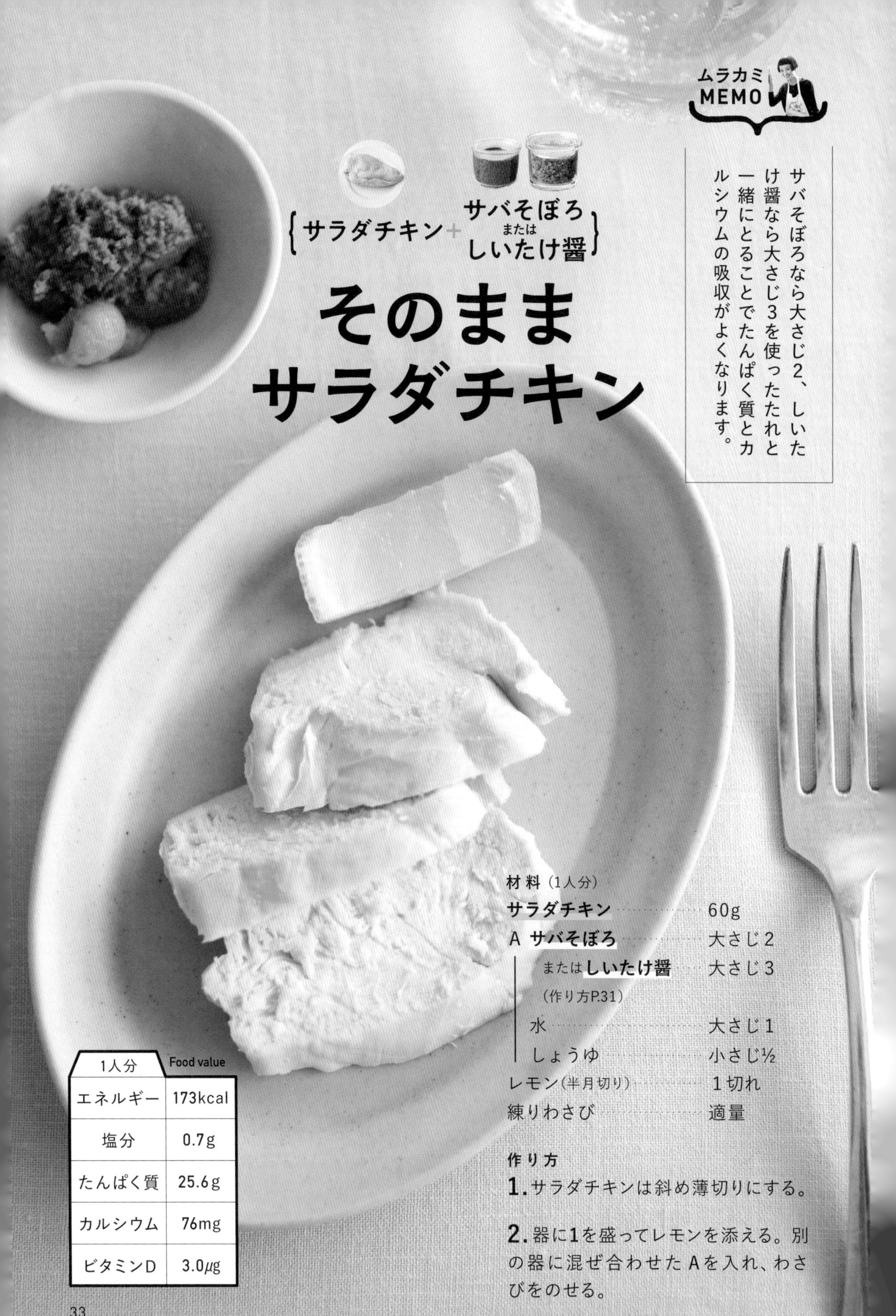

{サラダチキン＋サバそぼろ または しいたけ醤}

そのまま サラダチキン

ムラカミMEMO

サバそぼろなら大さじ2、しいたけ醤なら大さじ3を使ったたれと一緒にとることでたんぱく質とカルシウムの吸収がよくなります。

材料（1人分）

サラダチキン	60g
A **サバそぼろ**	大さじ2
または**しいたけ醤** （作り方P.31）	大さじ3
水	大さじ1
しょうゆ	小さじ½
レモン（半月切り）	1切れ
練りわさび	適量

作り方

1. サラダチキンは斜め薄切りにする。

2. 器に1を盛ってレモンを添える。別の器に混ぜ合わせたAを入れ、わさびをのせる。

1人分	Food value
エネルギー	173kcal
塩分	0.7g
たんぱく質	25.6g
カルシウム	76mg
ビタミンD	3.0μg

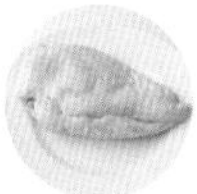

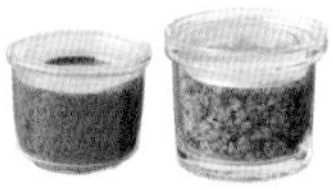

{サラダチキン+サバそぼろ または しいたけ醤}

サラダチキンで棒々鶏《バンバンジー》

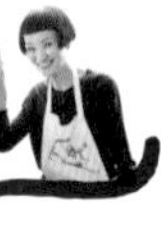

ムラカミ MEMO

サラダチキンはめん棒でたたくと繊維がほぐれ、食べやすくなるうえたれがよくからみます。水菜は100gでレモン½個に相当するほど、ビタミンCが豊富です。

材料（1人分）

サラダチキン（作り方P.32）……50g
水菜……100g
A **サバそぼろ**……大さじ2
　または**しいたけ醤**大さじ3
　（作り方P.31）
　砂糖、しょうゆ、ごま油、
　マヨネーズ……各小さじ1
いり白ごま……少々

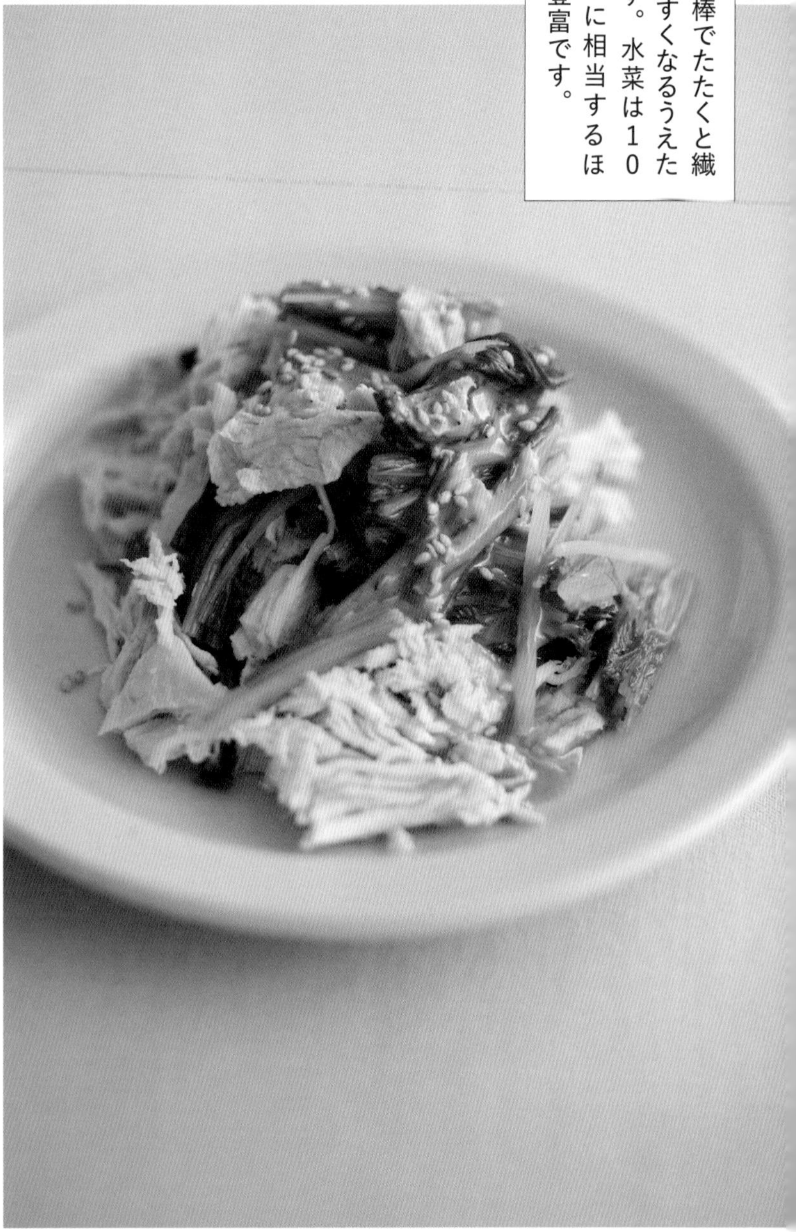

作り方

1. サラダチキンはラップをかぶせ、めん棒でたたいてほぐし、細く裂く。

2. 水菜は耐熱ポリ袋に入れ、電子レンジ（600W）で1分加熱する。取り出して水にとって絞り、4〜5cm長さに切り、もう一度水気を絞る。

3. 器に**1**、**2**を盛り、混ぜ合わせたAをかけ、ごまをふる。

1人分	Food value
エネルギー	239kcal
塩分	1.4g
たんぱく質	24.8g
カルシウム	288mg
ビタミンD	3.0μg

ムラカミ MEMO

サバそぼろに混ぜた強力粉が、レンジ加熱でほどよく焦げて香ばしさも楽しめます。低エネルギーでダイエットにもおすすめ。

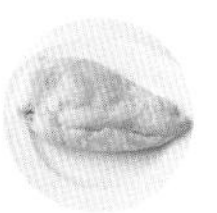
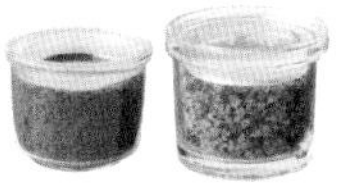

{サラダチキン＋サバそぼろ または しいたけ醤}

チキンナゲット

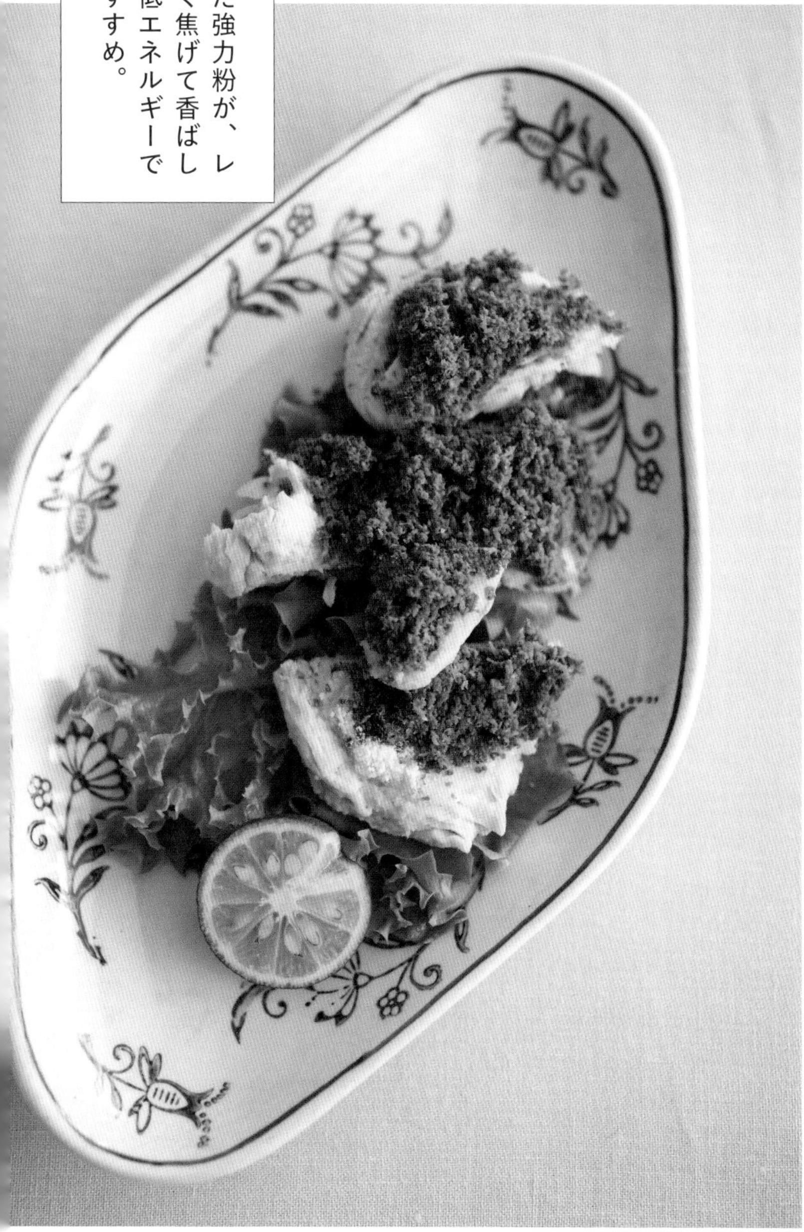

材料（1人分）

サラダチキン（作り方P.32）
……50g

A **サバそぼろ**……大さじ2
　またはしいたけ醤 大さじ3
　（作り方P.31）
　砂糖、強力粉……各小さじ1

フリルレタス……2枚
かぼす（輪切り）……1枚

作り方

1. サラダチキンはラップをかぶせ、めん棒でたたいてほぐす。

2. 耐熱ボウルにラップをはずした**1**を入れ、混ぜ合わせたAをのせる。ふんわりとラップをかけ、電子レンジ（600W）で2分加熱する。取り出して3cm幅に切る。

3. 器にフリルレタスを敷き、**2**を盛り、かぼすを添える。

1人分	Food value
エネルギー	177kcal
塩分	1.0g
たんぱく質	23.6g
カルシウム	104mg
ビタミンD	3.0μg

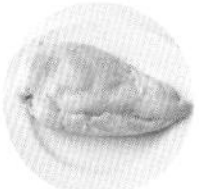

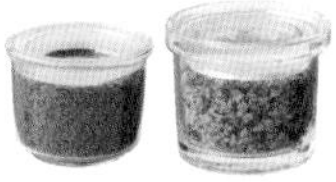

{サラダチキン＋サバそぼろ または しいたけ醤}

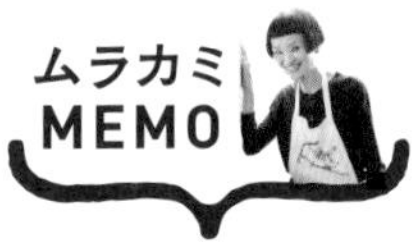

簡単に済ませたいときにはたんぱく質と野菜が一度にとれる混ぜごはんが便利です。野菜は刻んだ青菜で代用してもかまいません。

鶏の二色ごはん

材料（1人分）

サラダチキン（作り方P.32）……50g
スナップえんどう……50g
A **サバそぼろ**……大さじ2
　または**しいたけ醤**大さじ3
　（作り方P.31）
　しょうゆ、ごま油……各小さじ1
ごはん（玄米など好みのもの）……茶わん1杯分（150g）

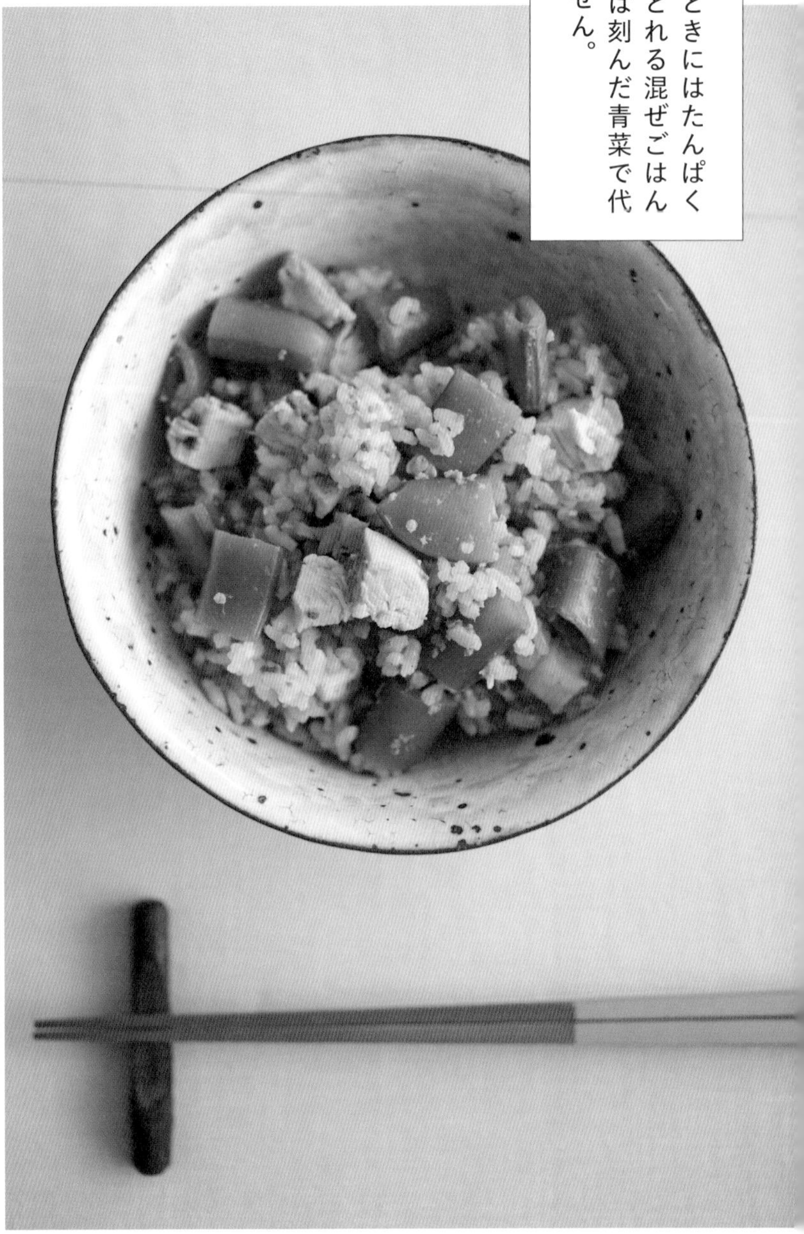

作り方

1. サラダチキンは1cm角に切る。スナップえんどうは3等分に切る。

2. 耐熱ボウルに**1**、Aを入れて混ぜ、いちばん上にごはんをのせる。

3. ふんわりとラップをかけて、電子レンジ（600W）で3分加熱する。取り出して混ぜる。

1人分	Food value
エネルギー	447kcal
塩分	1.2g
たんぱく質	27.9g
カルシウム	100mg
ビタミンD	3.0μg

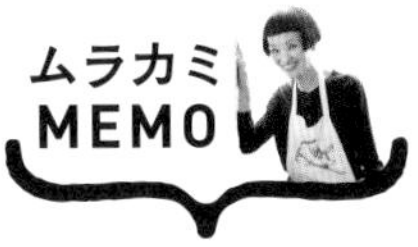

コンビニで見かけるブリトー。食パンをめん棒でのばしたらおいしく代用できました。粉チーズはスライスチーズに替えてもおいしいですよ。

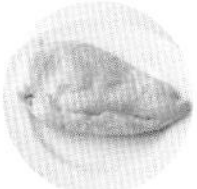

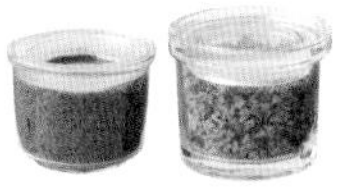

{サラダチキン＋サバそぼろ または しいたけ醤}

サラダチキンロールサンド

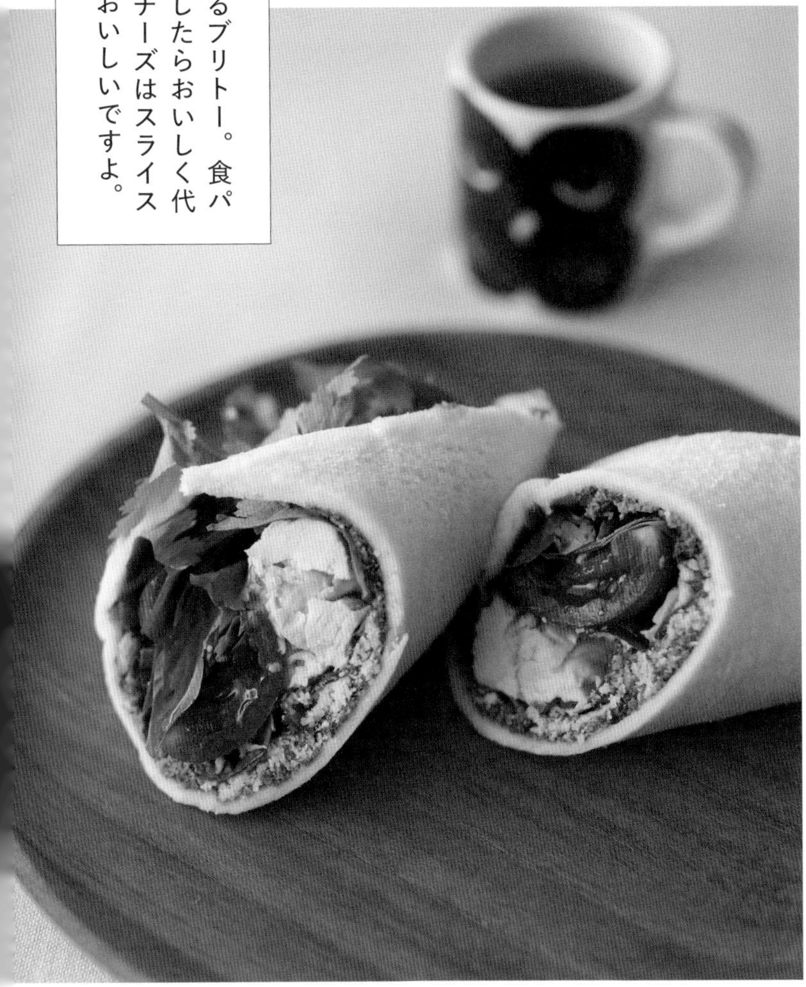

材料（1人分）

サラダチキン（作り方P.32）……50g
ミニトマト……2個
パクチー……3〜4本
サバそぼろ……大さじ2
または**しいたけ醤**……大さじ3
（作り方P.31）
粉チーズ……大さじ1
食パン（耳なし・8枚切り）……1枚（40g）

作り方

1. サラダチキンは1cm幅に裂く。ミニトマトは半分に、パクチーは10〜12cm長さに切る。

2. まな板に20cm四方のラップを敷き、食パンをのせ、めん棒で薄くのばす。

3. パン全体にサバそぼろと粉チーズを散らし、**1**のパクチー、サラダチキン、ミニトマトの順にのせる。

4. ラップごと手前から具を包み込みながら巻き、ラップの両端をきっちりねじって折り込み、ねじった部分を下にして10分おいてなじませる。

5. ラップを巻いたまま、斜め半分に切り、ラップを外す。

1人分	Food value
エネルギー	268kcal
塩分	1.0g
たんぱく質	27.3g
カルシウム	127mg
ビタミンD	3.0μg

具材は多少はみ出しても大丈夫です。

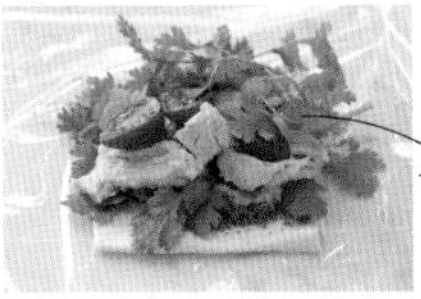

手前のラップを持ち上げ、クルッと巻きます。

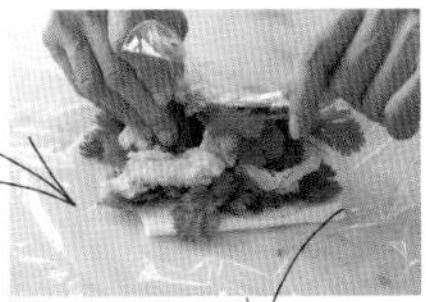

ラップの両端をねじって折り込みます。

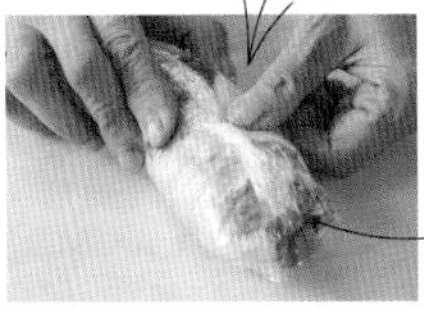

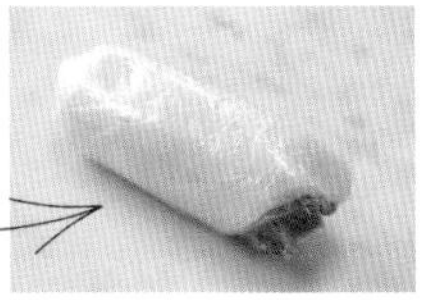

ねじった部分を下にして、形を整える。

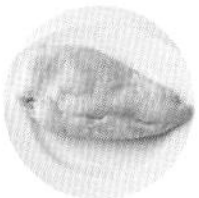

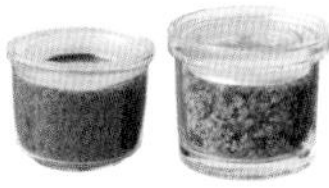

{サラダチキン＋サバそぼろ または しいたけ醤}

ムラカミMEMO

サバそぼろとしいたけ醤は、どちらもうま味がたっぷり。だしいらずでおいしい汁物が作れます。ごぼうとにんじんは市販のカット野菜でもOK。

さつま汁

材料（1人分）

サラダチキン（作り方P.32）……50g

ごぼう……8cm（20g）

にんじん……2cm（20g）

豆腐（充填豆腐または木綿豆腐）……⅓パック（50g）

A **サバそぼろ**……大さじ2
　または**しいたけ醤**大さじ3
　（作り方P.31）
　みそ……小さじ2
　水……150mℓ

七味唐辛子……少々

作り方

1. サラダチキンは2cm長さの細切りにする。ごぼうとにんじんはささがきにする（※ささがきにしたカット野菜でもOK）。豆腐は1cm角に切る。

2. 耐熱メジャーカップにA、1を入れ、ラップをかけずに電子レンジ（600W）で6分加熱する。取り出して混ぜ、器に盛り、七味唐辛子をふる。

1人分	Food value
エネルギー	217kcal
塩分	1.7g
たんぱく質	27.3g
カルシウム	147mg
ビタミンD	3.0μg

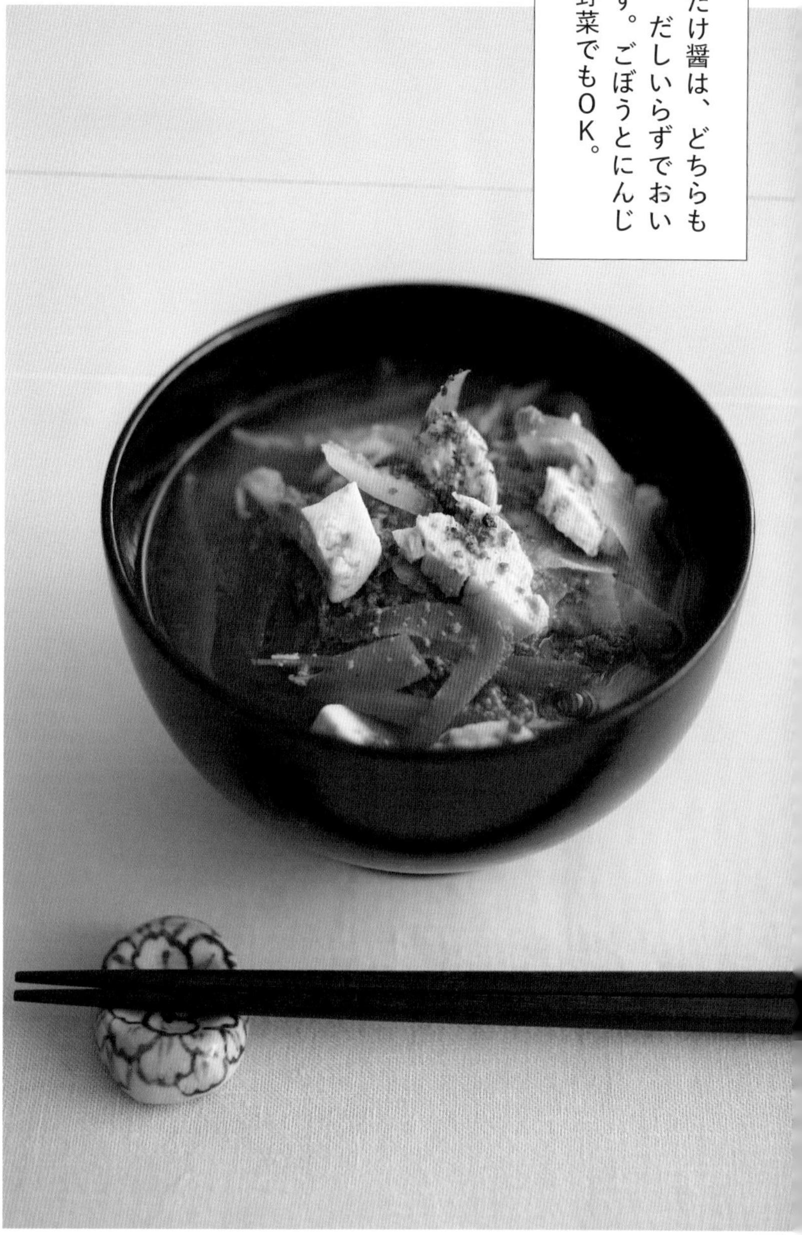

ムラカミ MEMO

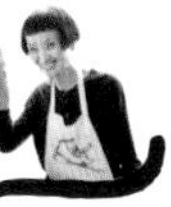

のど越しのよいスープは、食欲がないときでも食べやすいもの。カルシウム豊富な小松菜と長生き調味料の組み合わせで栄養バランスが整います。

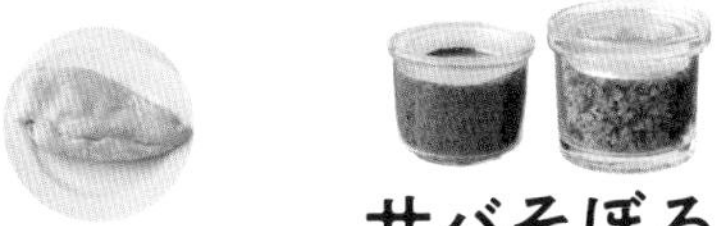

{サラダチキン＋サバそぼろ または しいたけ醤}

サラダチキンと小松菜のスープ

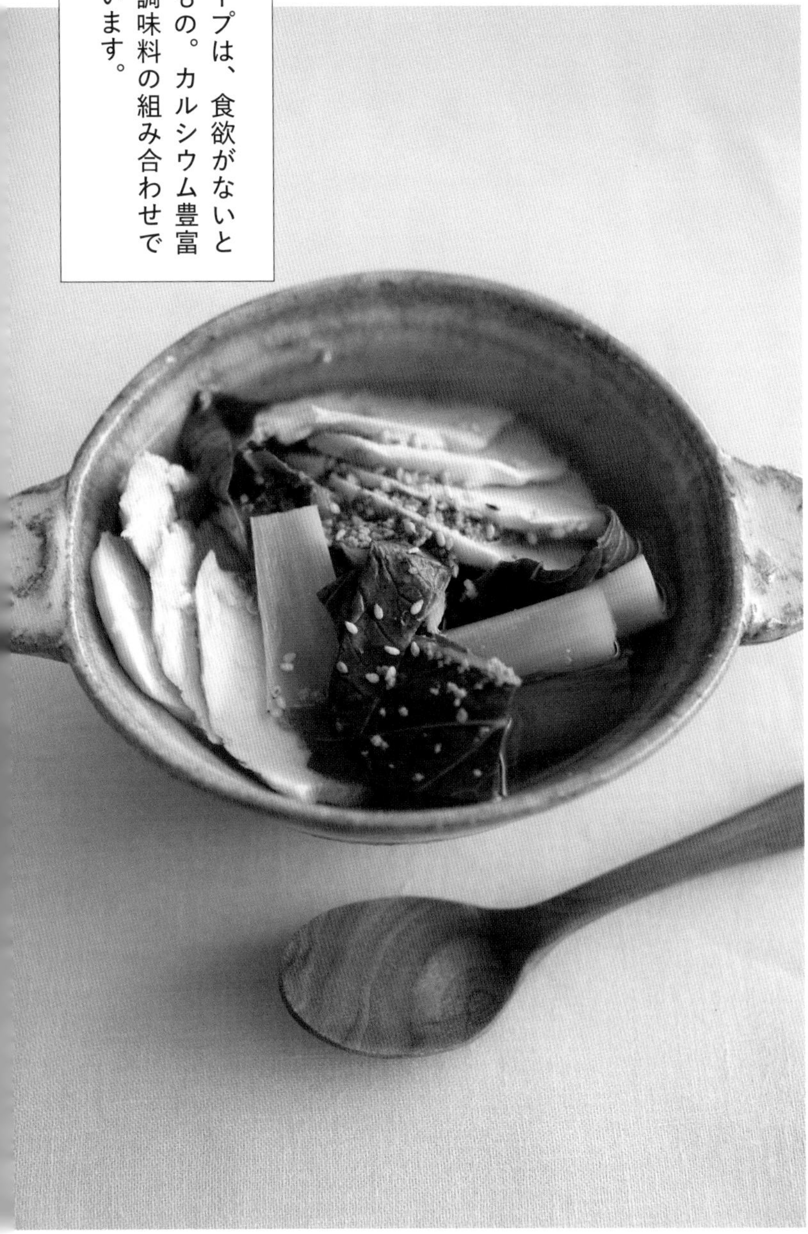

材料（1人分）

サラダチキン（作り方P.32） ……60g

小松菜 …… 3株（90g）

A **サバそぼろ** …… 大さじ2

　または**しいたけ醤** 大さじ3

　（作り方P.31）

　しょうゆ、酒 …… 各小さじ1

　水 …… 120mℓ

いり白ごま …… 小さじ¼

作り方

1. サラダチキンは5mm厚さの薄切りにし、小松菜は4cm長さに切る。

2. 耐熱メジャーカップにA、**1**を入れ、ふんわりとラップをかけ、電子レンジ（600W）で5分加熱する。

3. 取り出して器に盛り、ごまをふる。

1人分	Food value
エネルギー	181kcal
塩分	1.2g
たんぱく質	27.5g
カルシウム	242mg
ビタミンD	3.0μg

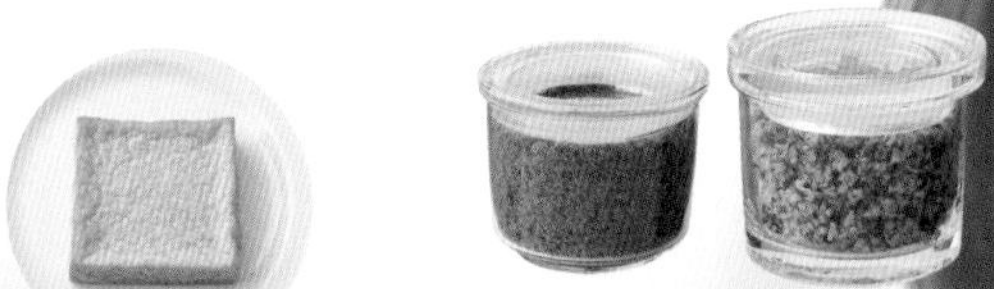

厚揚げ＋サバそぼろ または しいたけ醤

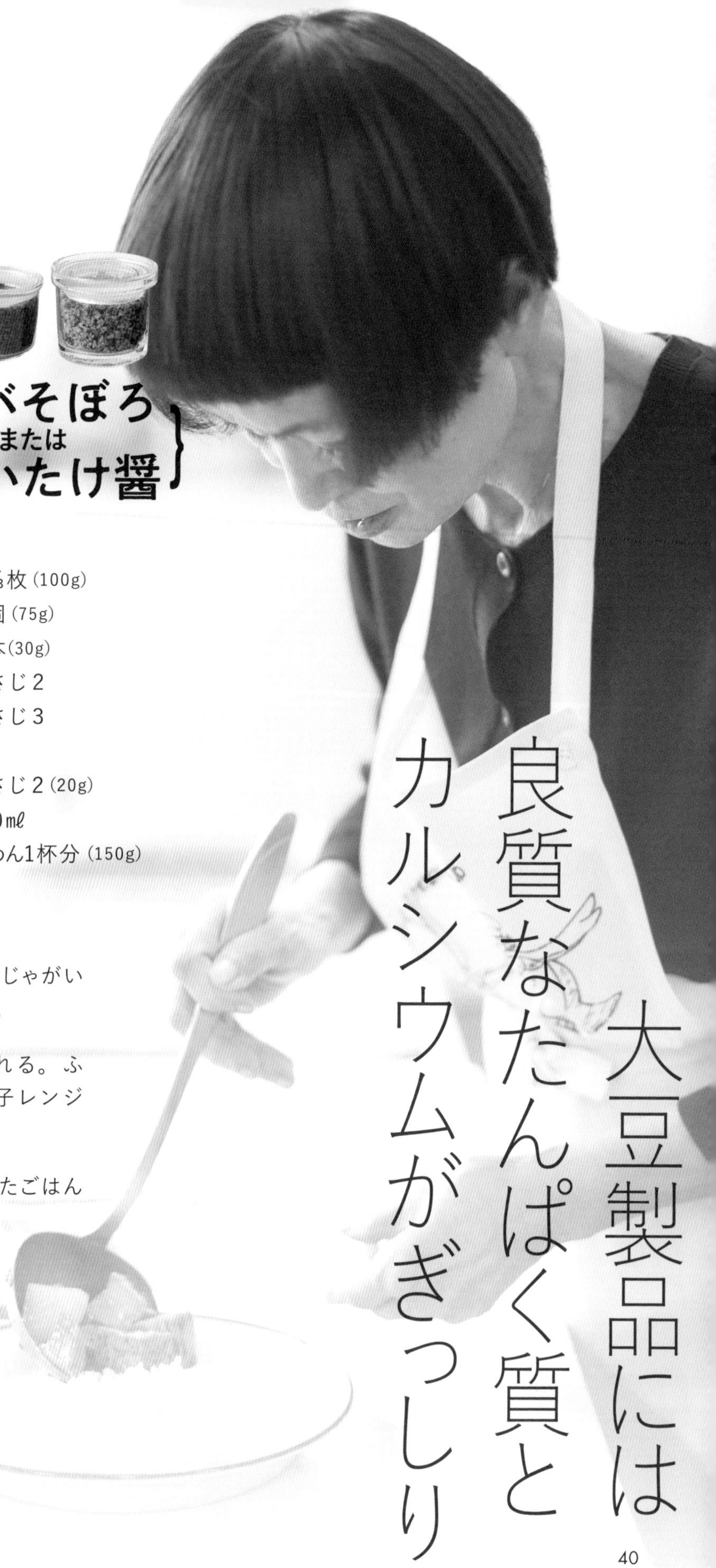

大豆製品には良質なたんぱく質とカルシウムがぎっしり

材料（1人分）

- **厚揚げ**……小⅔枚（100g）
- じゃがいも……½個（75g）
- にんじん……¼本（30g）
- A **サバそぼろ**……大さじ2
  - または**しいたけ醤**……大さじ3
  - （作り方P.31）
  - カレールウ（フレーク）*……大さじ2（20g）
  - 水……120mℓ
- ごはん（玄米など好みのもの）……茶わん1杯分（150g）

＊固形ルウの場合は20gを刻む。

作り方

1. 厚揚げは3cm角に切る。じゃがいも、にんじんは乱切りにする。

2. 耐熱ボウルに1、Aを入れる。ふんわりとラップをかけ、電子レンジ（600W）で6分加熱する。

3. 取り出して混ぜ、器に盛ったごはんにかける。

100gあたり	Food value
エネルギー	618kcal
塩分	2.3g
たんぱく質	22.1g
カルシウム	350mg
ビタミンD	3.0μg

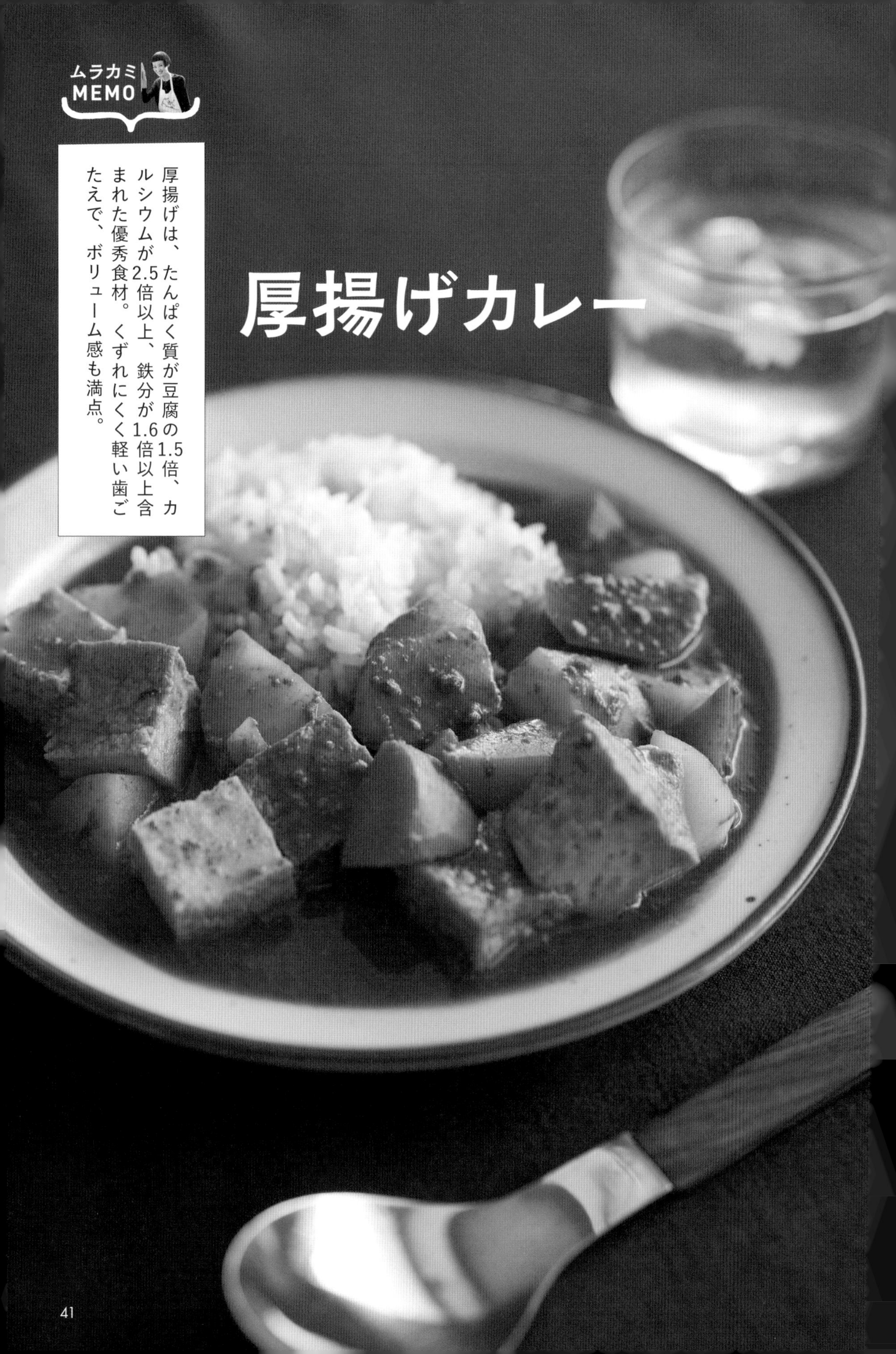

厚揚げカレー

ムラカミ MEMO

厚揚げは、たんぱく質が豆腐の1.5倍、カルシウムが2.5倍以上、鉄分が1.6倍以上含まれた優秀食材。くずれにくく軽い歯ごたえで、ボリューム感も満点。

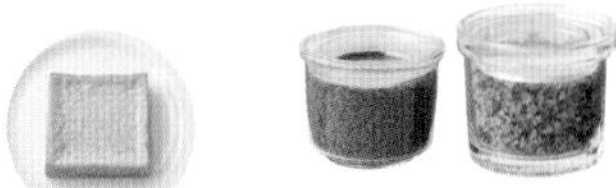

厚揚げ＋サバそぼろ または しいたけ醤

ムラカミ MEMO

調味液は栄養豊富なサバそぼろがたっぷり入っています。水溶き片栗粉でとろみをつけると厚揚げによくからみ、むだなくおいしくいただけます。

厚揚げのうま煮

材料（1人分）

- **厚揚げ**……小⅔枚（100g）
- さやいんげん……4本（30g）
- A **サバそぼろ**……大さじ2
  - または**しいたけ醤**大さじ3（作り方P.31）
  - しょうゆ、酒……各小さじ2
  - 水……100mℓ
- B 片栗粉……小さじ½
  - 水……小さじ1

作り方

1. 厚揚げは3cm角に切る。さやいんげんは3cm長さに切る。

2. 耐熱ボウルにA、1を入れ、ふんわりとラップをかけて電子レンジ（600W）で4分加熱する。

3. 取り出して、混ぜ合わせたBを加えて混ぜ、余熱でとろみをつける。

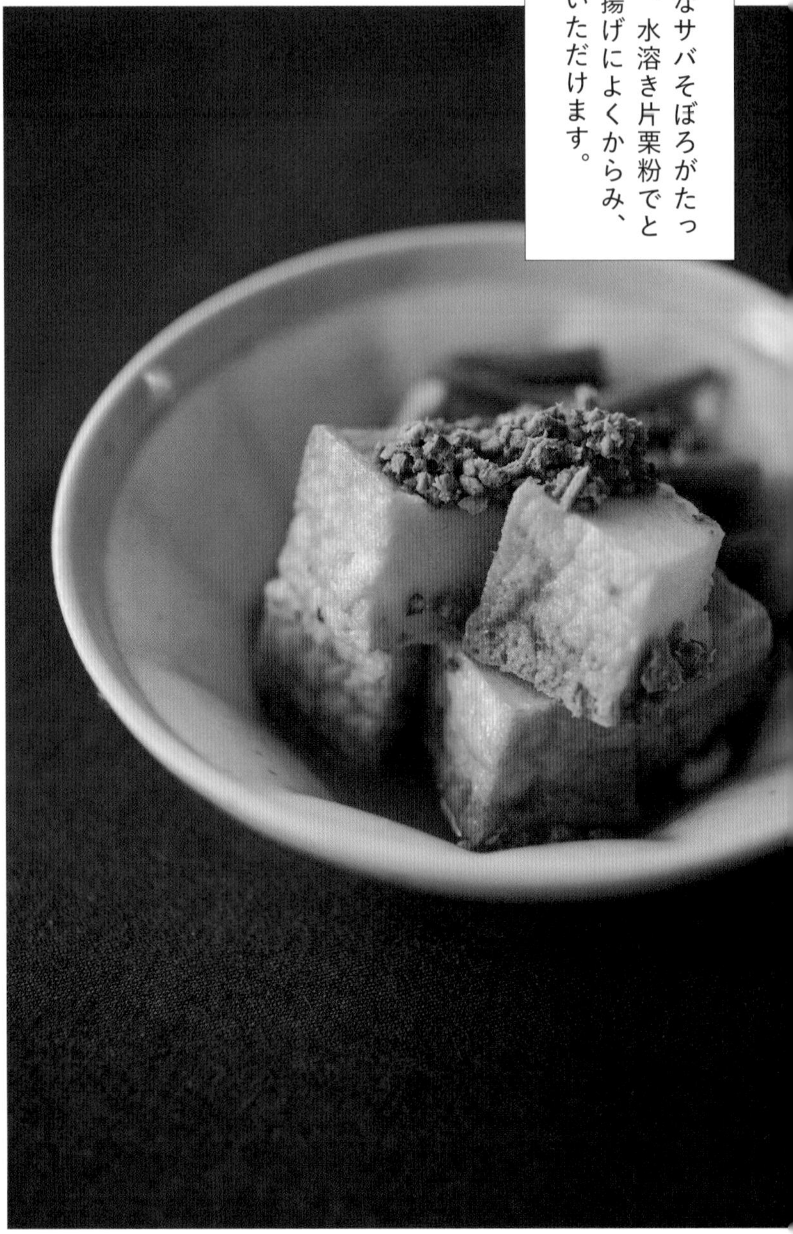

1人分	Food value
エネルギー	233kcal
塩分	1.9g
たんぱく質	16.6g
カルシウム	328mg
ビタミンD	3.0μg

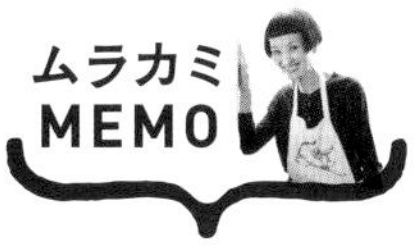

水煮大豆にくらべ、水蒸気で加熱する蒸し大豆にはビタミンやミネラルのほか、腸内環境をよくする大豆オリゴ糖やイソフラボンなどの栄養素や機能性成分が豊富です。

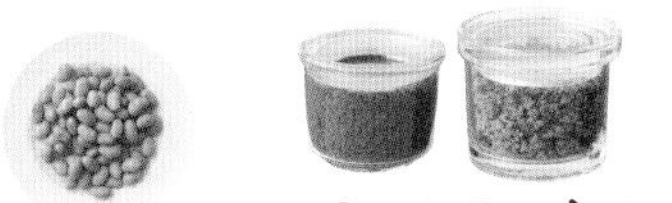

{蒸し大豆＋サバそぼろ または しいたけ醤}

大豆のミネストローネ

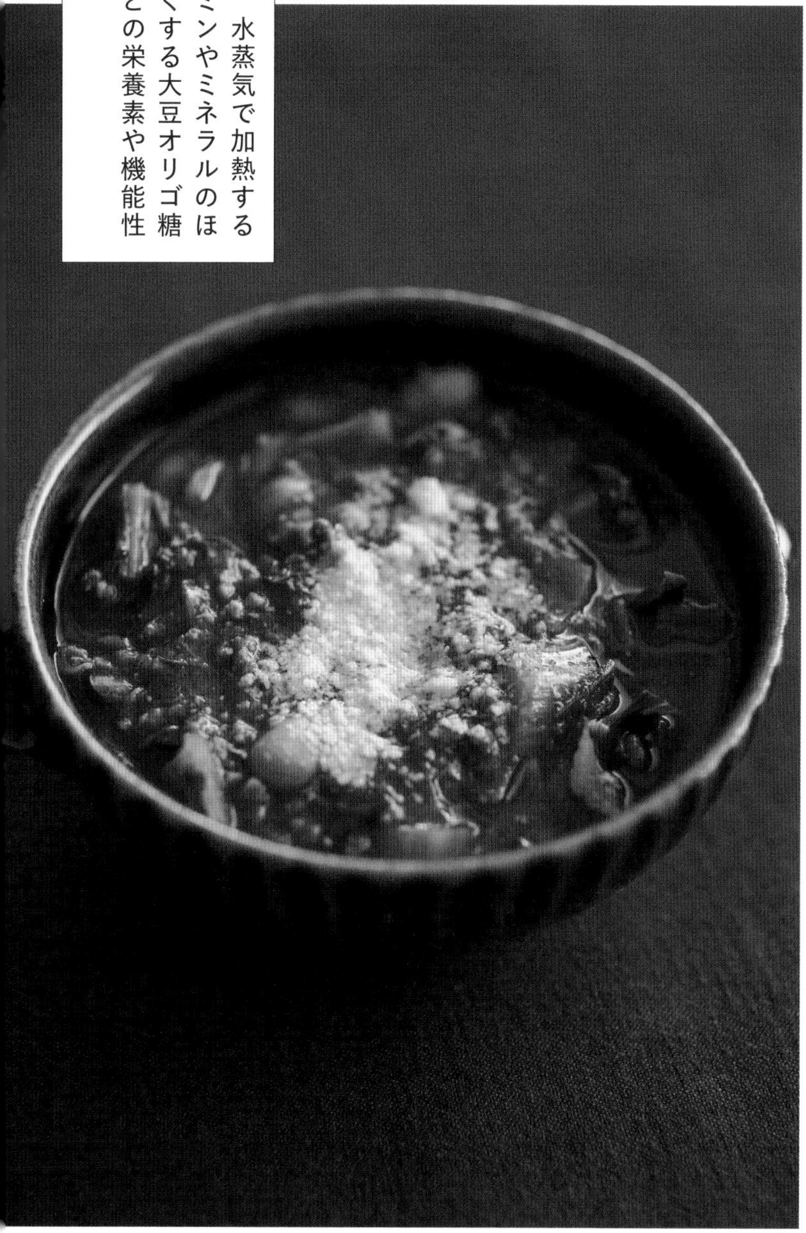

材料（1人分）

蒸し大豆（市販品）……50g
牛ひき肉……50g
小松菜……3～4株（100g）
トマトジュース……150mℓ
A **サバそぼろ**……大さじ2
　または**しいたけ醤**大さじ3
　（作り方P.31）
　塩……小さじ$\frac{1}{5}$
　オリーブオイル……小さじ1
粉チーズ……大さじ1

作り方

1. 小松菜は1cm長さに切る。

2. 耐熱ボウルにAを入れ、大豆とひき肉を加えて混ぜ、トマトジュースを注ぎ、**1**を加える。ラップをかけずに電子レンジ(600W)で6分加熱する。

3. 器に盛り、粉チーズをかける。

1人分	Food value
エネルギー	370kcal
塩分	1.5g
たんぱく質	23.6g
カルシウム	341mg
ビタミンD	3.0μg

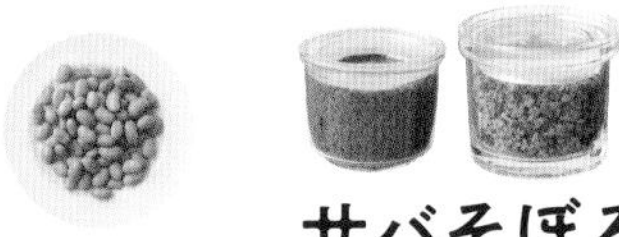

{蒸し大豆＋サバそぼろ または しいたけ醤}

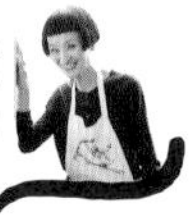

ムラカミMEMO

大豆の栄養が丸ごととれる蒸し大豆に、相性抜群のきな粉をまぶした香ばしい一品。食物繊維もたっぷり摂取できます。

大豆の温サラダ

材料（1人分）

蒸し大豆（市販品）……100g
きゅうり……½本(50g)
サバそぼろ……大さじ2
または**しいたけ醤**……大さじ3
（作り方P.31）
レモンの搾り汁……½個分
おろしにんにく……小さじ½
きな粉……大さじ1
塩、こしょう……各適量
オリーブオイル……小さじ1

作り方

1. きゅうりは1cm角に切る。
2. 耐熱ボウルに材料をすべて入れて混ぜる。
3. ふんわりとラップをかけ、電子レンジ（600W）で1分加熱する。

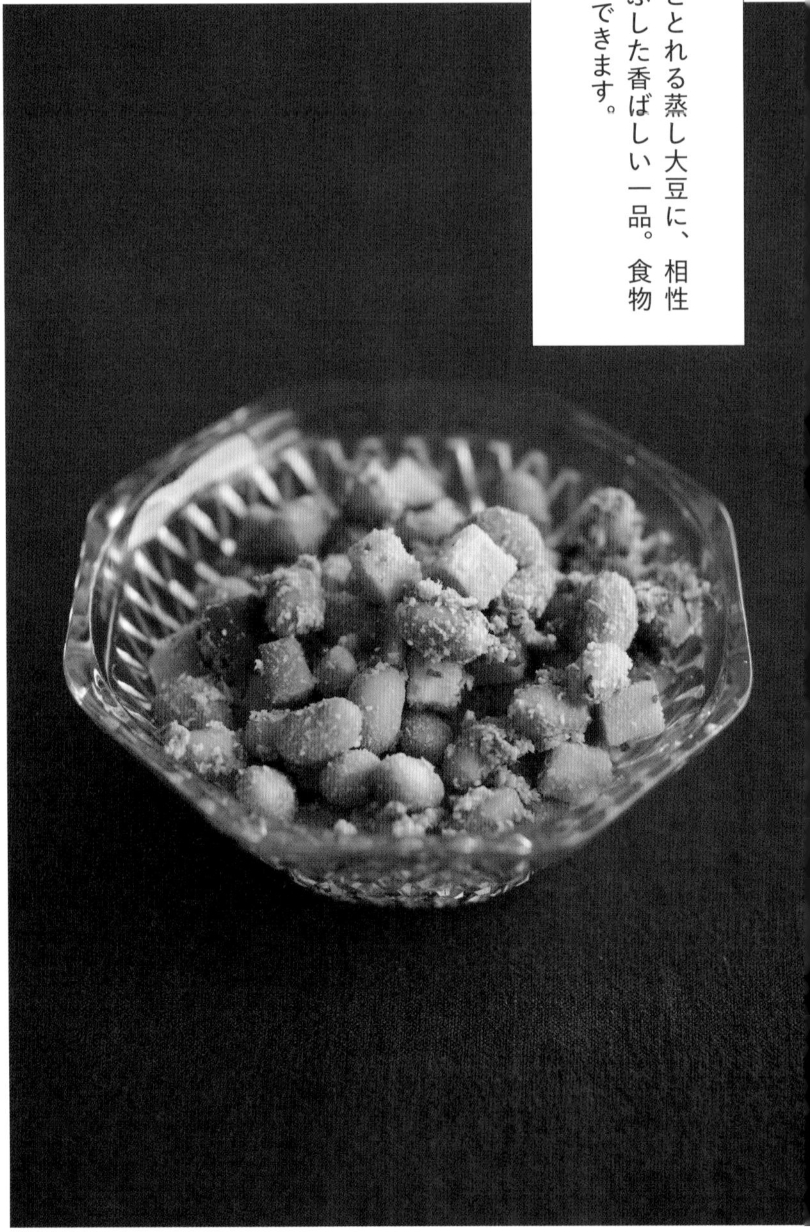

1人分	Food value
エネルギー	272kcal
塩分	0.7g
たんぱく質	20.4g
カルシウム	211mg
ビタミンD	3.0μg

ムラカミ MEMO

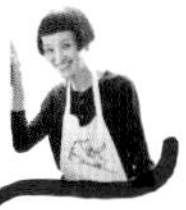

充塡豆腐は、直接容器に豆乳と凝固剤を注入（充塡）したのち密閉して加熱後、冷却して固めた豆腐。水にさらさないので、栄養が豊富で長く保存でき、ストックにおすすめです。

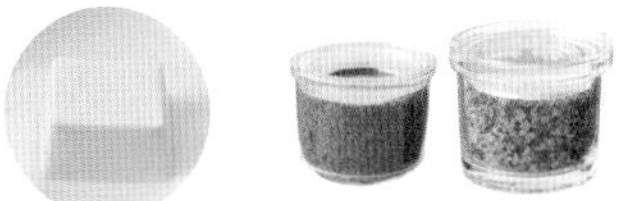

{豆腐＋サバそぼろ または しいたけ醤}

麻婆豆腐

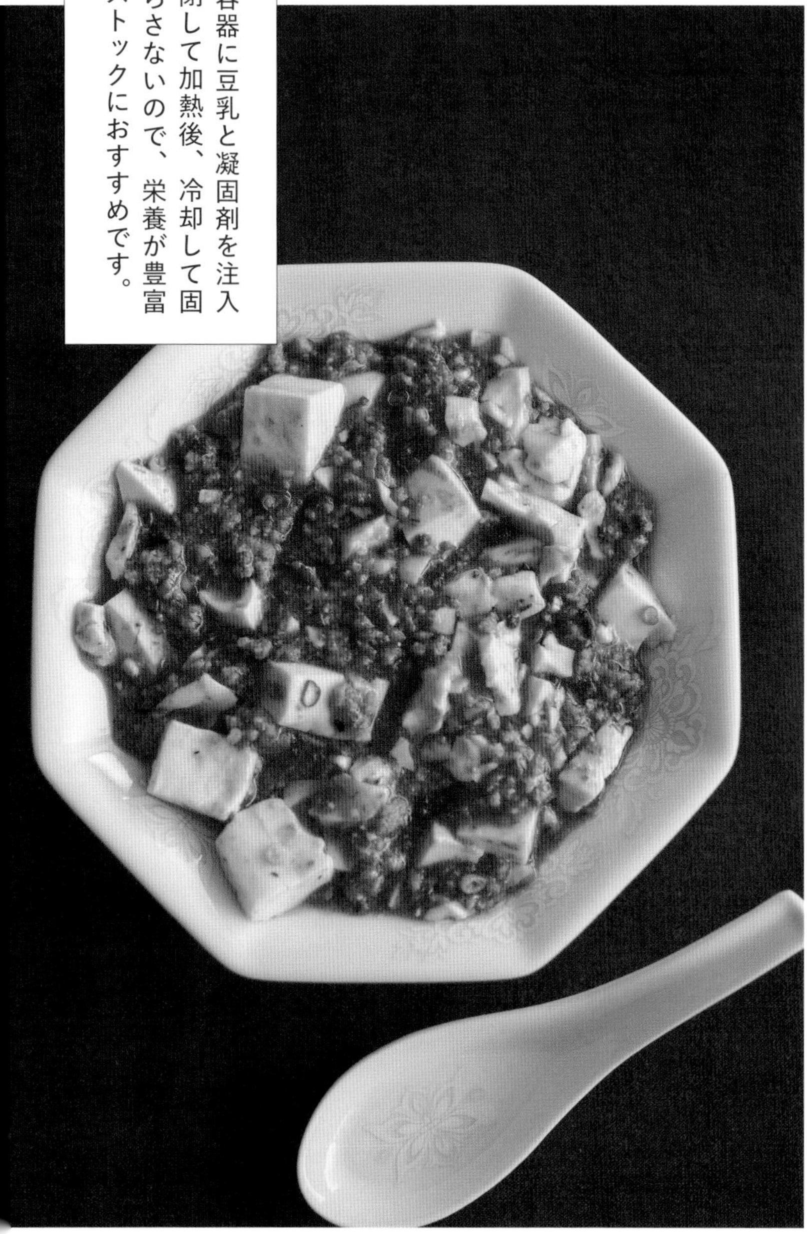

材料（1人分）

豆腐（充塡豆腐または木綿豆腐）……1パック（150g）

豚ひき肉……50g

A **サバそぼろ**……大さじ2

　または**しいたけ醤**大さじ3

　（作り方P.31）

　砂糖、しょうゆ……各大さじ1

　片栗粉、ごま油……各小さじ1

　豆板醤……小さじ½

　おろししょうが、おろしにんにく……各小さじ½

熱湯……50mℓ

万能ねぎ（小口切り）……適量

作り方

1. 豆腐は2.5cm角に切る。

2. 耐熱ボウルにAを入れ、分量の熱湯を注いで混ぜ、ひき肉を加えてほぐし、**1**を加える。

3. ふんわりとラップをかけ、電子レンジ（600W）で5分加熱する。取り出して混ぜ、万能ねぎを散らす。

1人分	Food value
エネルギー	354kcal
塩分	1.5g
たんぱく質	21.7g
カルシウム	133mg
ビタミンD	3.0μg

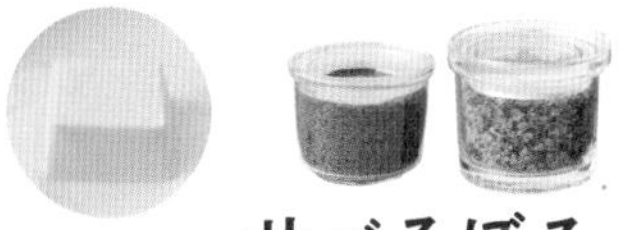

｛豆腐＋サバそぼろ または しいたけ醤｝

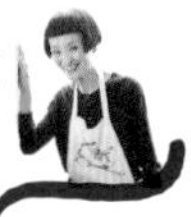

ムラカミ MEMO

アサリの身は不足しがちな鉄分の宝庫。うま味たっぷりの缶汁とサバそぼろを使えば、だしいらずで上品なあんかけが簡単に作れます。

豆腐のアサリあんかけ

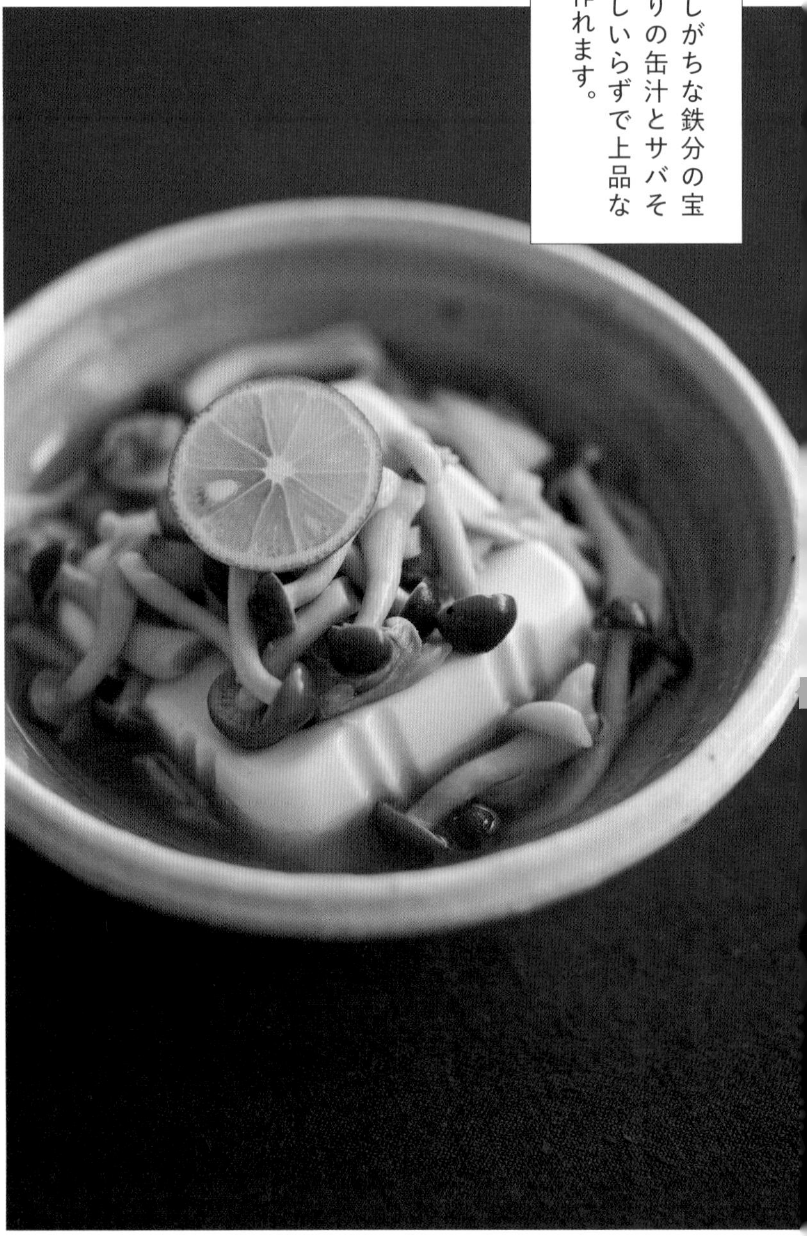

材料（1人分）

豆腐（充填豆腐または木綿豆腐）
…………………… 1パック（150g）

アサリ水煮缶（むき身）
…………………… 大さじ2

しめじ …………………… ½パック（50g）

A **サバそぼろ** ………… 大さじ2
　または**しいたけ醤** 大さじ3
　（作り方P.31）
　アサリの缶汁 …… 大さじ2
　片栗粉、酒、しょうゆ
　…………………… 各小さじ1
　水 …………………… 50mℓ

すだち（輪切り） ……… 1枚

作り方

1. しめじは小房に分ける。

2. 耐熱ボウルにAを入れて混ぜ、豆腐、アサリ、**1**をのせる。

3. ふんわりとラップをかけ、電子レンジ（600W）で3分加熱する。器に盛り、すだちを添える。

1人分	Food value
エネルギー	182kcal
塩分	1.3g
たんぱく質	18.2g
カルシウム	153mg
ビタミンD	3.0μg

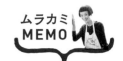

ムラカミ MEMO

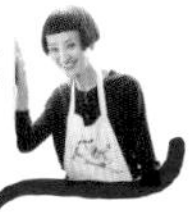

豆腐は水きりしなくていいので、思いたったらすぐに作れます。多めに作ってストックしておくと便利です。冷蔵で2～3日間保存できます。

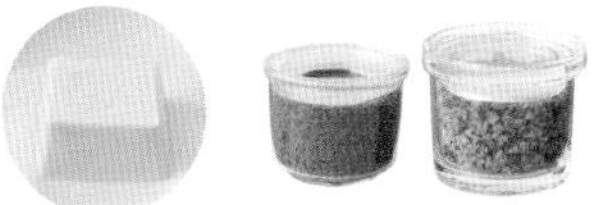

{豆腐＋サバそぼろ または しいたけ醤}

いり豆腐

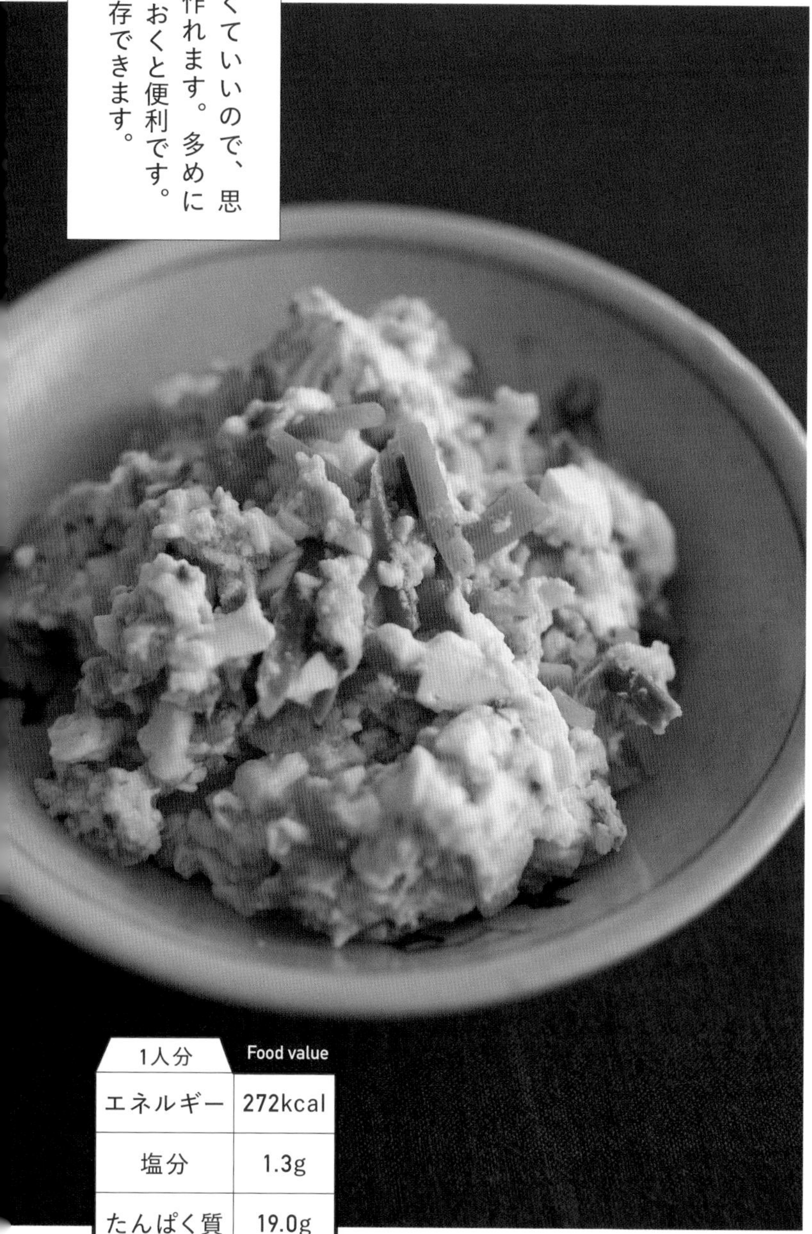

材料（1人分）

豆腐（充填豆腐または木綿豆腐）……1パック（150g）
卵……1個
にんじん……¼本（30g）
さやいんげん……1本（8g）
A **サバそぼろ**……大さじ2
　または**しいたけ醤**大さじ3
　（作り方P.31）
　塩……小さじ⅕
　砂糖、片栗粉……各小さじ1
　ごま油……小さじ½

作り方

1. にんじんは4cm長さのせん切りにし、さやいんげんは斜め薄切りにする。

2. 耐熱ボウルに豆腐を入れ、泡立て器で突きくずし、1、Aを加えて混ぜる。溶きほぐした卵を流し入れる。

3. ふんわりとラップをかけ、電子レンジ（600W）で4分加熱する。取り出して混ぜる。

1人分	Food value
エネルギー	272kcal
塩分	1.3g
たんぱく質	19.0g
カルシウム	158mg
ビタミンD	4.0μg

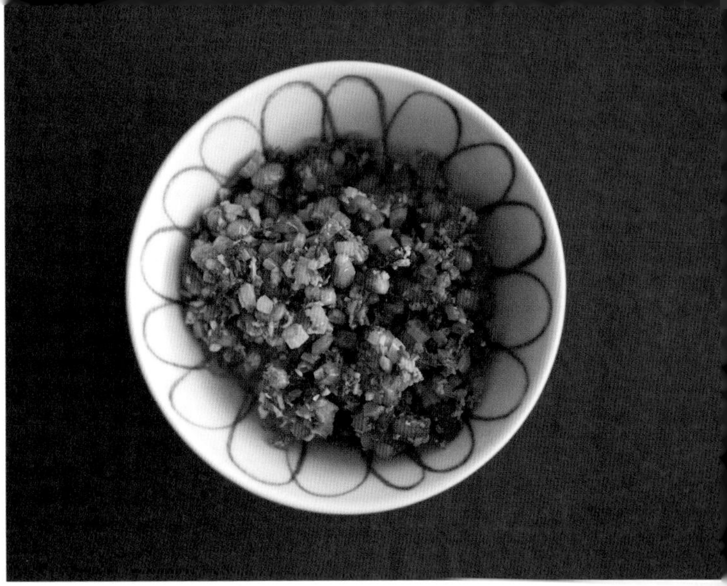

春菊の納豆あえ

材料（1人分）

納豆……………………2パック（70g）

春菊……………………4～5株（70g）

A **サバそぼろ**………大さじ2
　または**しいたけ醤**大さじ3
　（作り方P.31）
　しょうゆ…………小さじ1

作り方

1. 春菊は耐熱ポリ袋に入れ、口は開けたまま耐熱ボウルに入れ、ラップをかけずに電子レンジ（600W）で1分30秒加熱する。水にとって水気を絞り、みじん切りにする。

2. ボウルに納豆、Aを入れて混ぜ、**1**を加えてあえる。

ムラカミMEMO

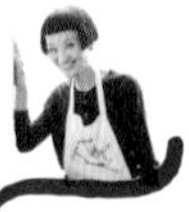

納豆に含まれるナットウキナーゼが血栓（血液の塊）を予防し、食物繊維が血糖値の上昇を抑えます。納豆をいつもの青菜やごはんとあえて手軽に摂取しましょう。

納豆チャーハン	Food value 1人分	春菊の納豆あえ
539kcal	エネルギー	188kcal
2.1g	塩分	1.2g
25.7g	たんぱく質	16.5g
165mg	カルシウム	211mg
4.0μg	ビタミンD	3.0μg

納豆チャーハン

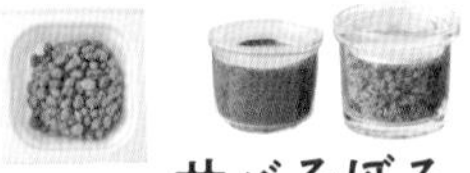

{納豆＋サバそぼろ または しいたけ醤}

材料（1人分）

納豆……………………2パック（70g）

卵………1個　パクチー………2本

ごはん（玄米など好みのもの）
……………………茶わん1杯分（150g）

A **サバそぼろ**………大さじ2
　または**しいたけ醤**大さじ3
　（作り方P.31）
　しょうゆ…………小さじ2
　サラダ油…………小さじ1
　こしょう…………少々

作り方

1. パクチーは飾り用に少し残し、小口切りにする。ごはんとAを混ぜる。

2. 耐熱ボウルに卵を溶きほぐし、納豆、**1**を加える。

3. ふんわりとラップをかけ、電子レンジ（600W）で4分加熱する。取り出してほぐしながら混ぜる。器に盛り飾り用のパクチーをのせる。

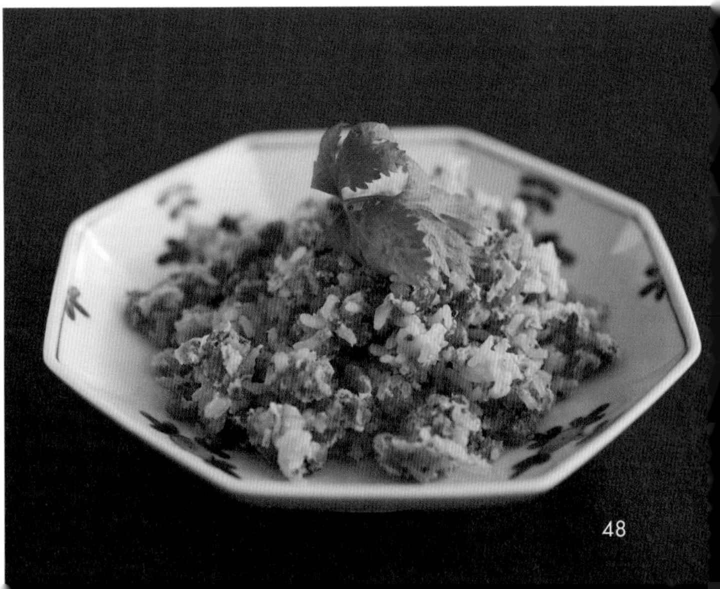

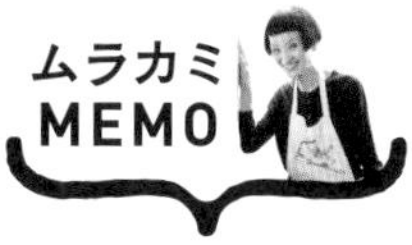

大きな鍋にたっぷりのお湯でゆでなくても、電子レンジなら短時間でモチモチの食感に仕上がります。栄養バランスにすぐれた一皿です。

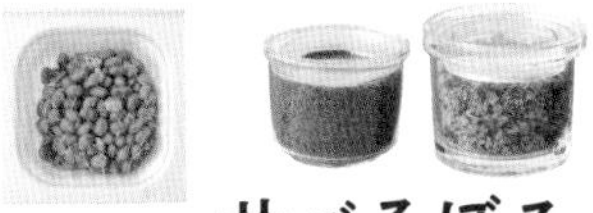

{納豆＋サバそぼろ または しいたけ醤}

納豆スパゲティ

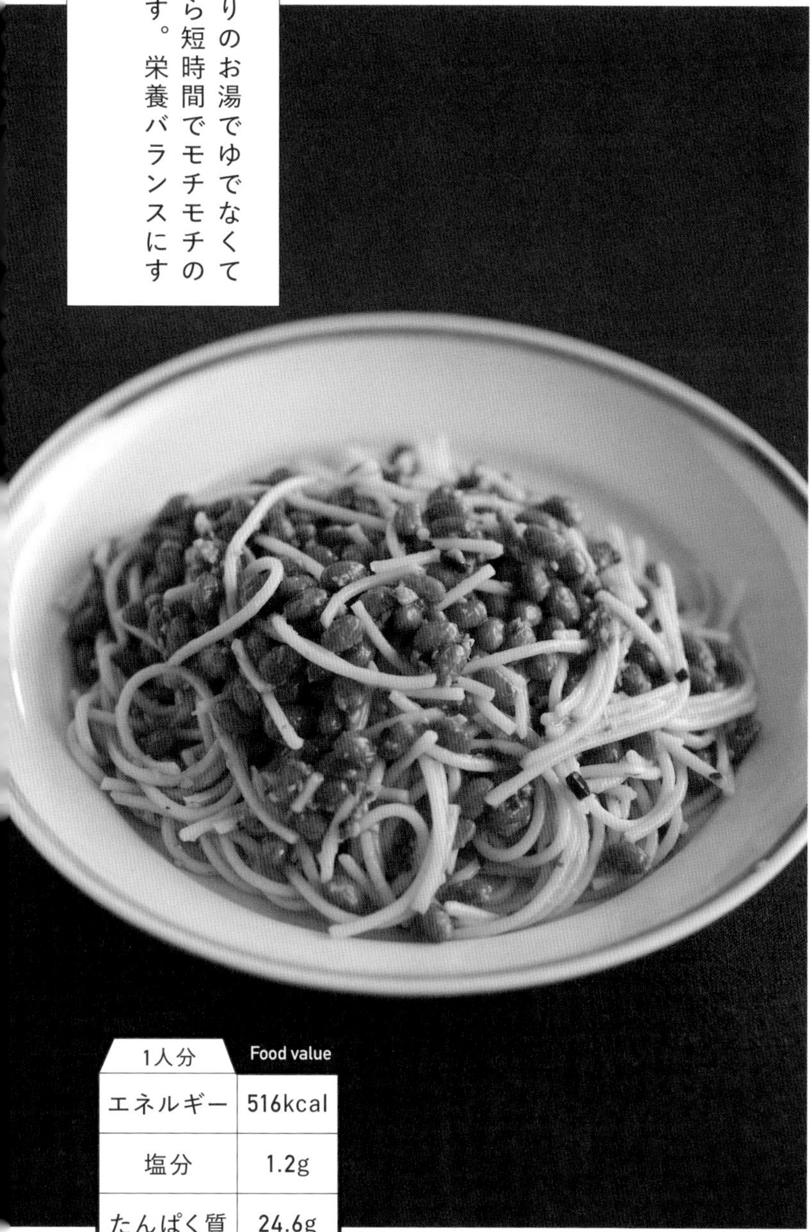

1人分	Food value
エネルギー	516kcal
塩分	1.2g
たんぱく質	24.6g
カルシウム	147mg
ビタミンD	3.0μg

材料（1人分）

納豆 ………… 2パック（70g）
スパゲティ（5分ゆでタイプ）… 70g
水 ………… 350mℓ
A **サバそぼろ** ………… 大さじ2
　または**しいたけ醤** 大さじ3
　（作り方P.31）
　赤唐辛子（みじん切り）
　………… 小さじ1/5
　酒 ………… 大さじ1
　オリーブオイル… 小さじ1
こしょう、タバスコ（好みで）
………… 各適量

作り方

1. 耐熱ボウルに分量の水を入れ、スパゲティを半分に折って加える。

2. ラップをかけずに電子レンジ（600W）で8分30秒（袋に表示してあるゆで時間5分＋湯を沸かす時間3分30秒）加熱する。取り出して、箸でかき混ぜてからざるに上げて湯をきる。

3. ボウルの水気をふき取り、納豆、Aを混ぜ、**2**を加えて混ぜる。器に盛り、好みでこしょう、タバスコをかける。

湯量は半分、湯沸かし不要で乾麺がゆでられます

1~2人分の乾麺なら、電子レンジでラクラクゆでられます。鍋でゆでるときは、水は乾麺の重量の10倍分用意しますが、電子レンジでは半分。水に乾麺を入れて加熱するので、湯を沸かす手間がいらず時間が短縮できます。
ひとり暮らしやシニアの方から、「手軽でおいしい」「暑い時季にコンロを使わないで済むのでうれしい」と好評です。

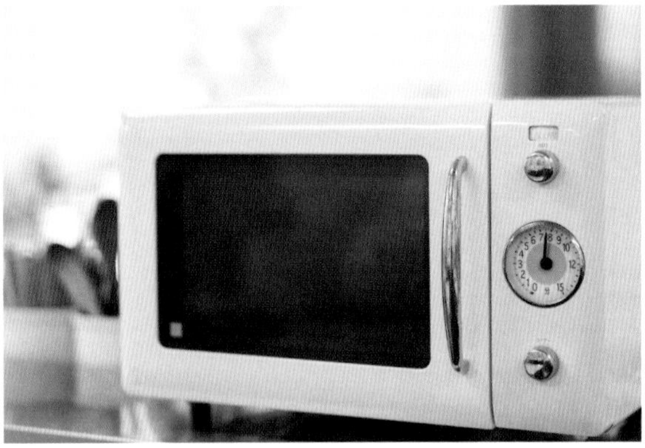

スパゲティ100gのゆで方

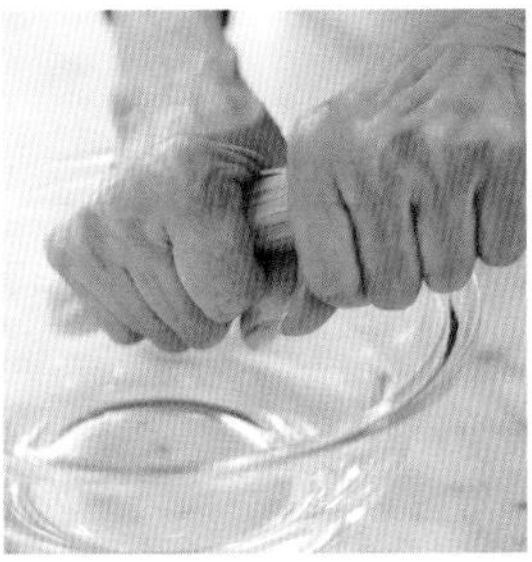

耐熱ボウルに分量の水を入れ、スパゲティ(5分ゆでタイプ)を半分に折って入れる。半分に折るのは、麺が水から出ないようにするため。

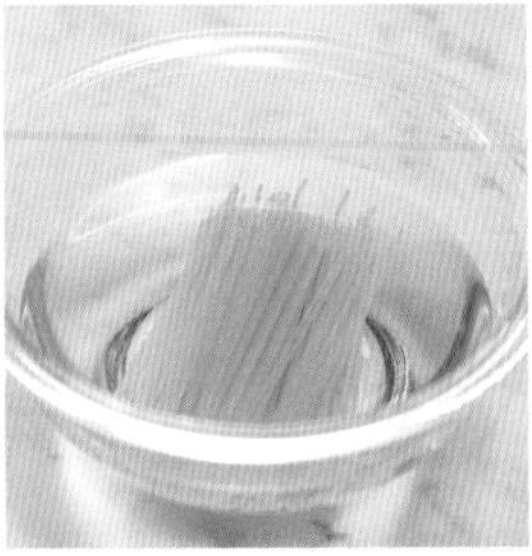

ふきこぼれやすくなるので、ラップはかけずに加熱するのがポイント。

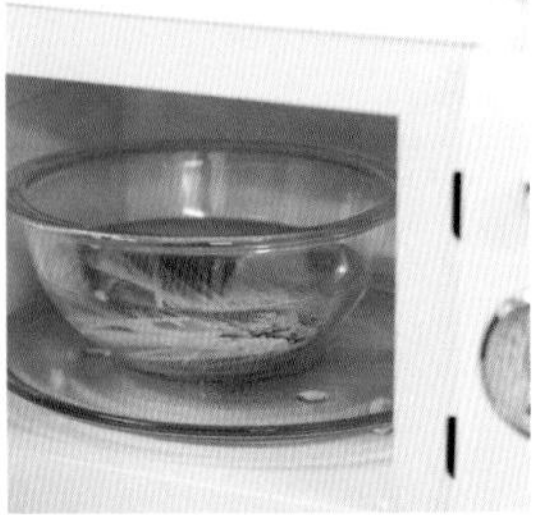

電子レンジ(600W)で10分(袋に表示のゆで時間+5分)加熱。

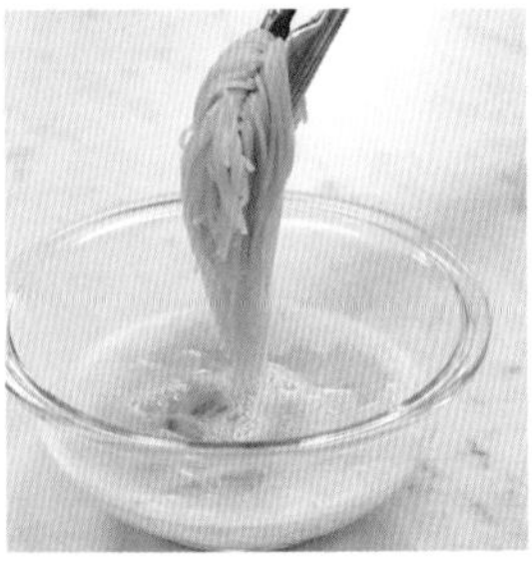

取り出して、全体をよく混ぜる。途中で混ぜなくても、麺が団子状になることはない。ざるに上げて湯をきる。

乾麺の重量別の電子レンジ加熱時間

乾麺の種類	重量	水の量 (乾麺の重量×5)	湯を沸かすための加熱時間 (電子レンジ600W・ゆで水100mℓにつき1分)	
スパゲティ	1人分　70g	350mℓ	3分30秒	+袋の表示のゆで時間
	2人分　100g	500mℓ	5分	
うどん	1人分　100g	500mℓ	5分	+袋の表示のゆで時間
	2人分　200g	1000mℓ	10分	
そうめん	1人分　50g	350mℓ*	3分30秒	+2分
	2人分　100g	500mℓ	5分	
そば	1人分　50g	350mℓ*	3分30秒	+3分
	2人分　100g	500mℓ	5分	

＊ゆで水の目安量(mℓ)は乾麺の重量(g)×5ですが、乾麺の重量にかかわらず、最低でも350mℓ必要です。

卵は1日2個までOK

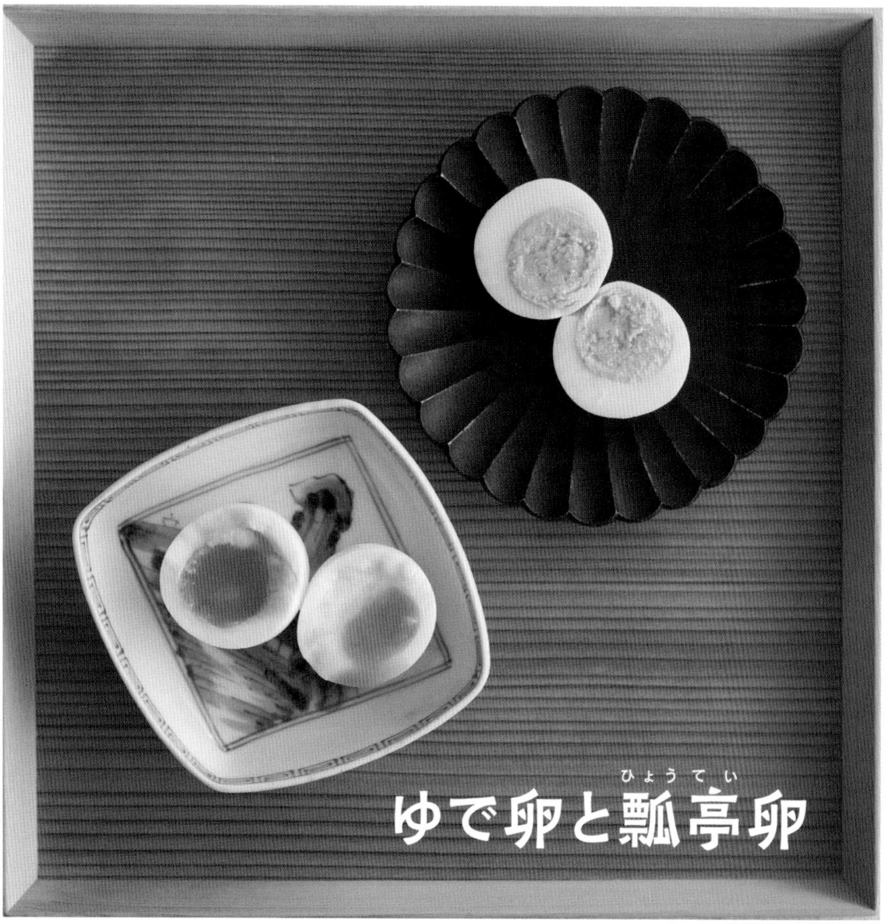

ゆで卵と瓢亭《ひょうてい》卵

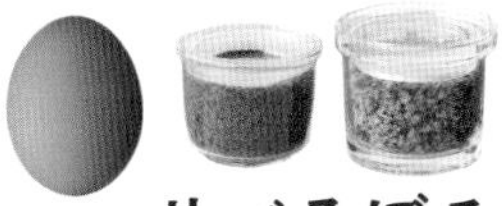

{卵＋サバそぼろ または しいたけ醤}

材料（共通・1人分）

- **卵**……1個
- **サバそぼろ**……大さじ2
- または**しいたけ醤**……大さじ3
- （作り方P.31）

作り方（ゆで卵）

1. 卵は25cm四方のアルミホイルで包む。

2. 耐熱メジャーカップに水100mℓ（分量外）を入れ、**1**を入れ、ふんわりとラップをかける。

3. 電子レンジ（600W）で2分加熱し、弱（150〜200W）または解凍キーに切り替えて、12分加熱する。水にとり、粗熱が取れたらアルミホイルをはずし、殻をむく。

瓢亭卵の場合　電子レンジ（600W）で2分、弱（150〜200W）または解凍キーに切り替えて、6分加熱する。

4. 両端を2mmずつ切ってから半分に切り、器に盛る。サバそぼろかしいたけ醤をかけていただく。

1人分	Food value
エネルギー	125kcal
塩分	0.4g
たんぱく質	10.7g
カルシウム	97mg
ビタミンD	4.0μg

ゆで卵も瓢亭卵も同じです。

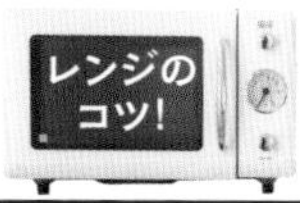

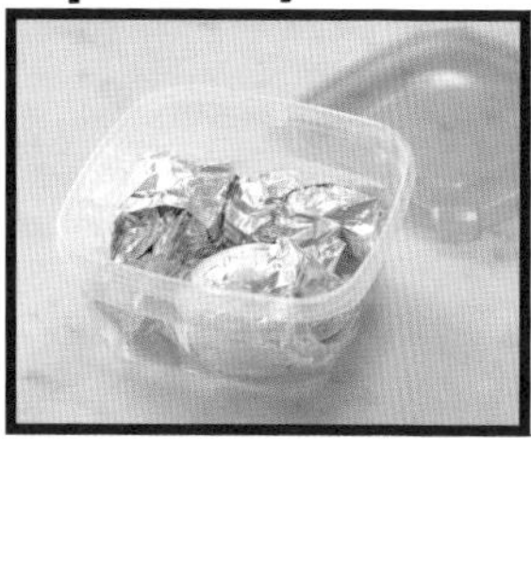

ゆで卵は一度に3個まで作れます。コンテナ（縦15.6×横15.6×深さ5.3cm）に水300mℓ（卵1個につき100mℓ）、アルミホイルで1個ずつ包んだ卵を入れ、ラップの代わりにふたを斜めにのせます。電子レンジ（600W）で6分加熱し、弱（150〜200W）または解凍キーに切り替えて、12分加熱します。

温泉卵と
温泉卵のあんかけ風

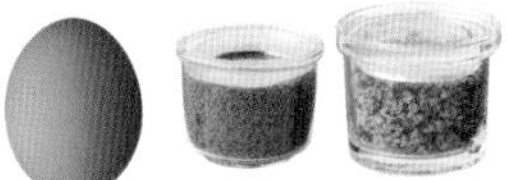

卵＋サバそぼろ または しいたけ醤

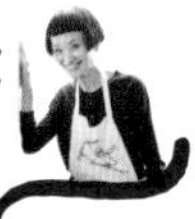

ムラカミ MEMO

温泉卵は電子レンジなら50秒でできあがり。ごはんにのせて温玉ごはんにすれば、手軽な朝食にも。

材料（温泉卵・1人分）

卵……1個
サバそぼろ……大さじ2
またはしいたけ醤……大さじ3
（作り方P.31）

作り方

1. コーヒーカップに水大さじ3（分量外）を入れ、冷蔵庫から出したばかりの卵を割り入れる。このとき、卵の上に水がかぶっていることを確認する。かぶっていないときは、水大さじ1を加える。

2. コーヒーカップのソーサーや皿をかぶせ、電子レンジ（600W）で50秒加熱する。取り出して湯を捨てる。

3. 器に2を盛り、サバそぼろかしいたけ醤をかけていただく。

材料（温泉卵のあんかけ風・1人分）

温泉卵……1個
A **サバそぼろ**……大さじ2
またはしいたけ醤……大さじ3
（作り方P.31）
カットわかめ（乾燥）……小さじ1
熱湯……75mℓ
木の芽……適量

作り方

1. 器に温泉卵を盛り、混ぜ合わせたAをかけ、木の芽をのせる。

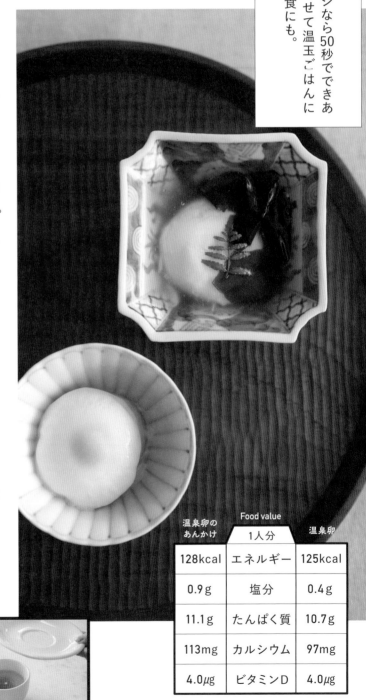

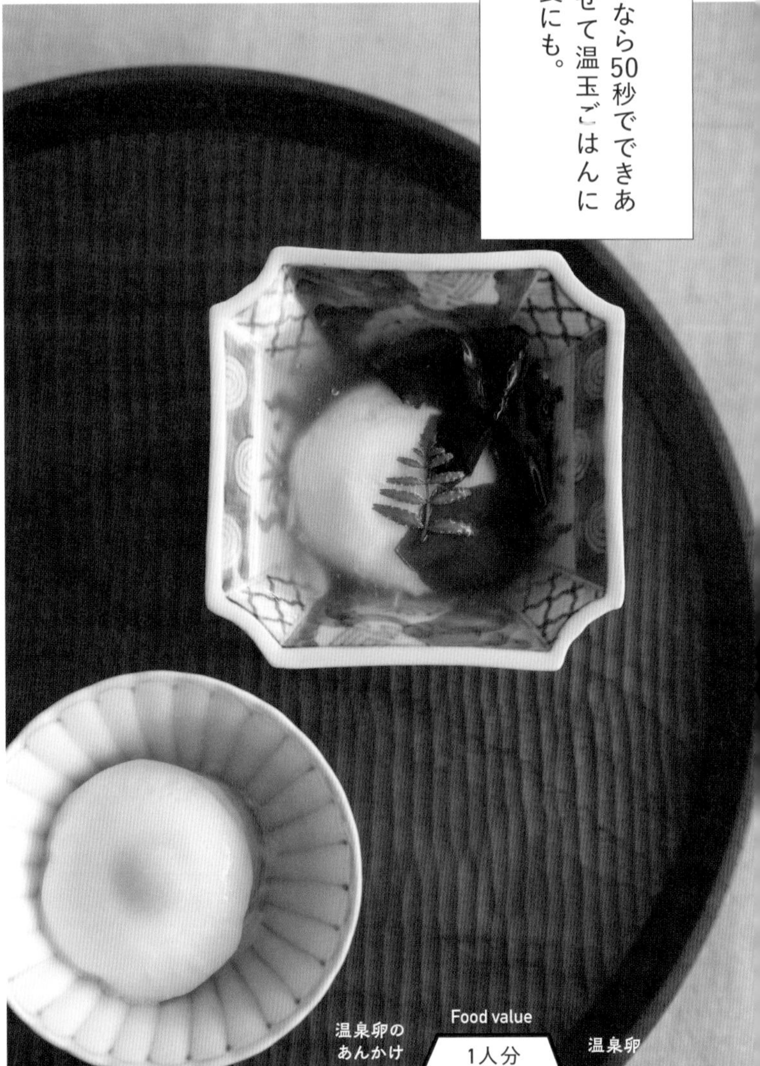

Food value

温泉卵のあんかけ	1人分	温泉卵
128kcal	エネルギー	125kcal
0.9g	塩分	0.4g
11.1g	たんぱく質	10.7g
113mg	カルシウム	97mg
4.0μg	ビタミンD	4.0μg

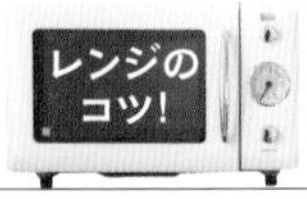

温泉卵は気温によって加熱時間が微妙。加熱時にかたまり具合を見るとき、ラップよりも皿のほうがはずしやすく便利。

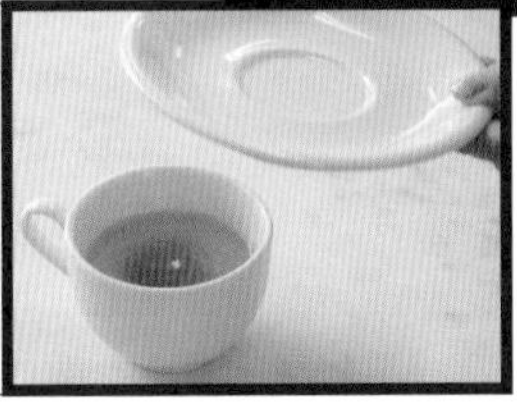

ムラカミ
MEMO

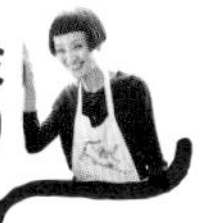

加熱時間を守り、加熱後はすぐにクッキングシートで包んで形を整えれば失敗なく作れます。ノンオイルでもチーズの脂肪分でふんわり仕上がります。

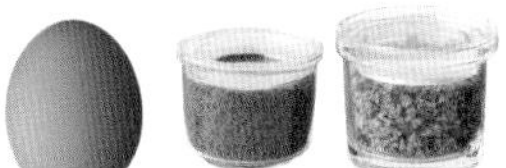

{卵＋サバそぼろ または しいたけ醤}

ふわふわオムレツ

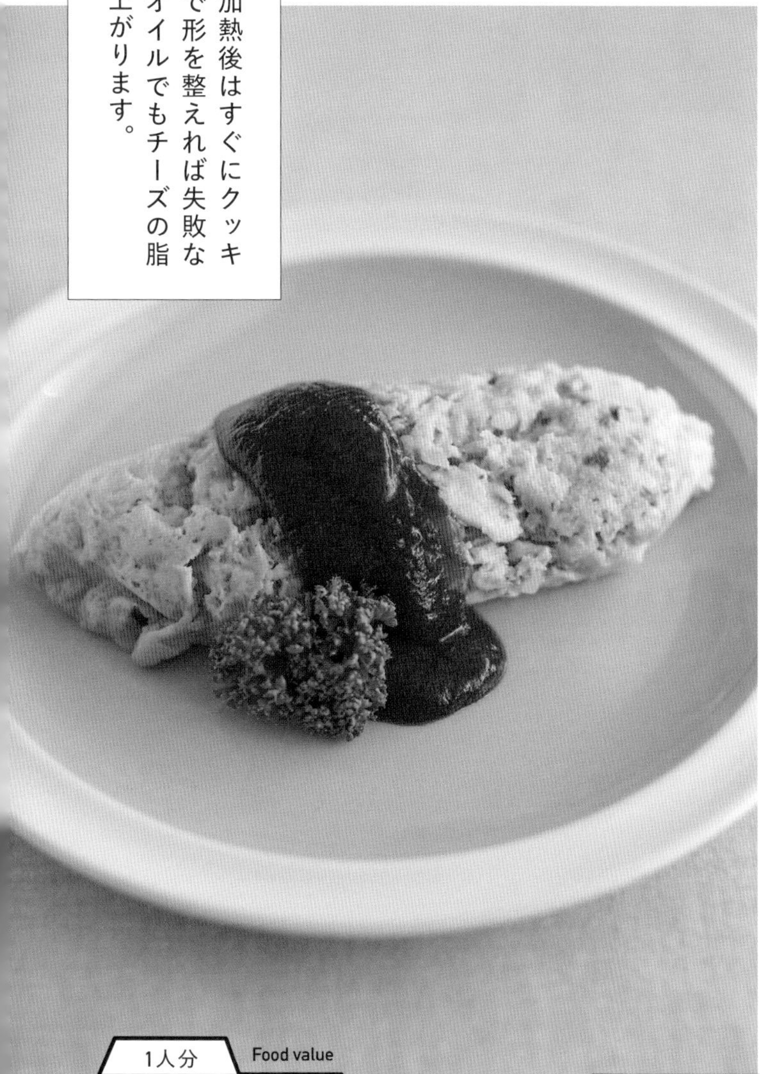

材料（1人分）

卵	2個
A **サバそぼろ**	大さじ2
または**しいたけ醤**（作り方P.31）	大さじ3
玉ねぎ（みじん切り）	大さじ1
ピザ用チーズ（粗く刻む）	小1パック（25g）
トマトケチャップ	大さじ1
パセリ	適量

作り方

1. ボウルに卵を割りほぐし、Aを加えて混ぜる。

2. 耐熱ボウルに25cm四方のクッキングシートを敷き、**1**を入れる。

3. ふんわりとラップをかけて、電子レンジ（600W）で2分加熱する。卵がぷくっと膨れて火が通ったら、加熱時間が残っていても取り出し、スプーンで大きく混ぜる。

4. クッキングシートごとボウルから取り出し、シートごとくるくると巻き、両端をねじってオムレツの形に整える。

5. クッキングシートをはずして器に盛り、ケチャップをかけ、パセリを添える。

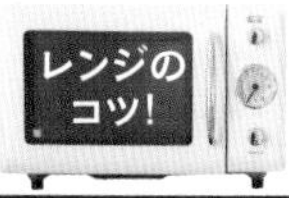

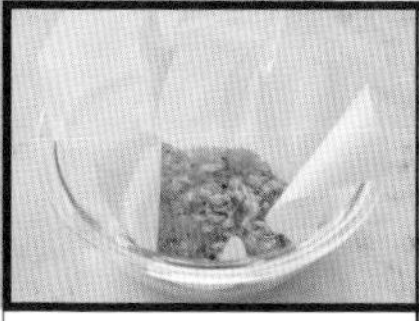

卵が膨らむので、クッキングシートはボウルからはみ出すくらいにします。

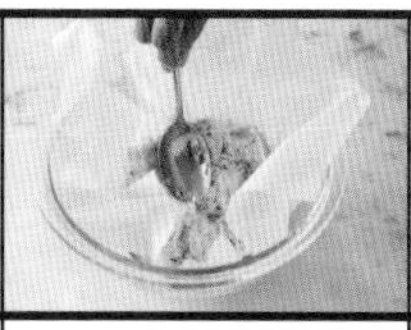

取り出したら、熱いうちに卵をほぐすように混ぜて。

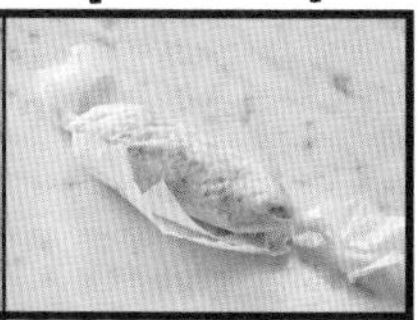

シートの両端をねじって2〜3分おくと、卵がくっつきオムレツに！

1人分	Food value
エネルギー	305kcal
塩分	1.8g
たんぱく質	22.9g
カルシウム	284mg
ビタミンD	5.0μg

茶わん蒸し

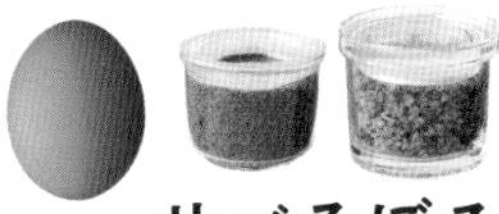

{卵+サバそぼろ または しいたけ醤}

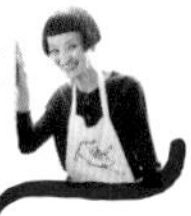

ムラカミMEMO

難易度の高い茶わん蒸しも、レンチンなら手軽に作れます。卵液にサバそぼろかしいたけ醤を混ぜたシンプルでやさしい味わいです。

材料（1人分）

卵……………………1個
A **サバそぼろ**…………大さじ2
　または**しいたけ醤**…大さじ3
　（作り方P.31）
　水……………………100mℓ
イクラのしょうゆ漬け…小さじ½
木の芽…………………適量

作り方

1. ボウルに卵を割りほぐし、Aを加えて混ぜる。

2. 茶わん蒸し用の器や湯呑みに**1**を流し入れ、ぴったりとラップをかける。アルミホイル＊を10cm四方に切り、器にかぶせて押さえ、器の縁の形をつける。中央を直径4cmくらいに丸く切り抜き、ラップの上にかぶせる（お弁当のおかず用アルミケースで代用できる）。

3. 電子レンジ（600W）で1分30秒ほど加熱する。1分20秒くらいたったら一旦止め、レンジのドアを開けてラップの上からのぞいてみる。卵液がゆるいときはさらに10秒加熱する。すぐに取り出して、イクラと木の芽をのせる。

＊20年以上前の電子レンジや外国製の電子レンジは、放電防止剤が塗布されていないことがあります。ペーパータオルを四つ折りにして水で濡らし、器の上にのせてから加熱すると火花が出ません。

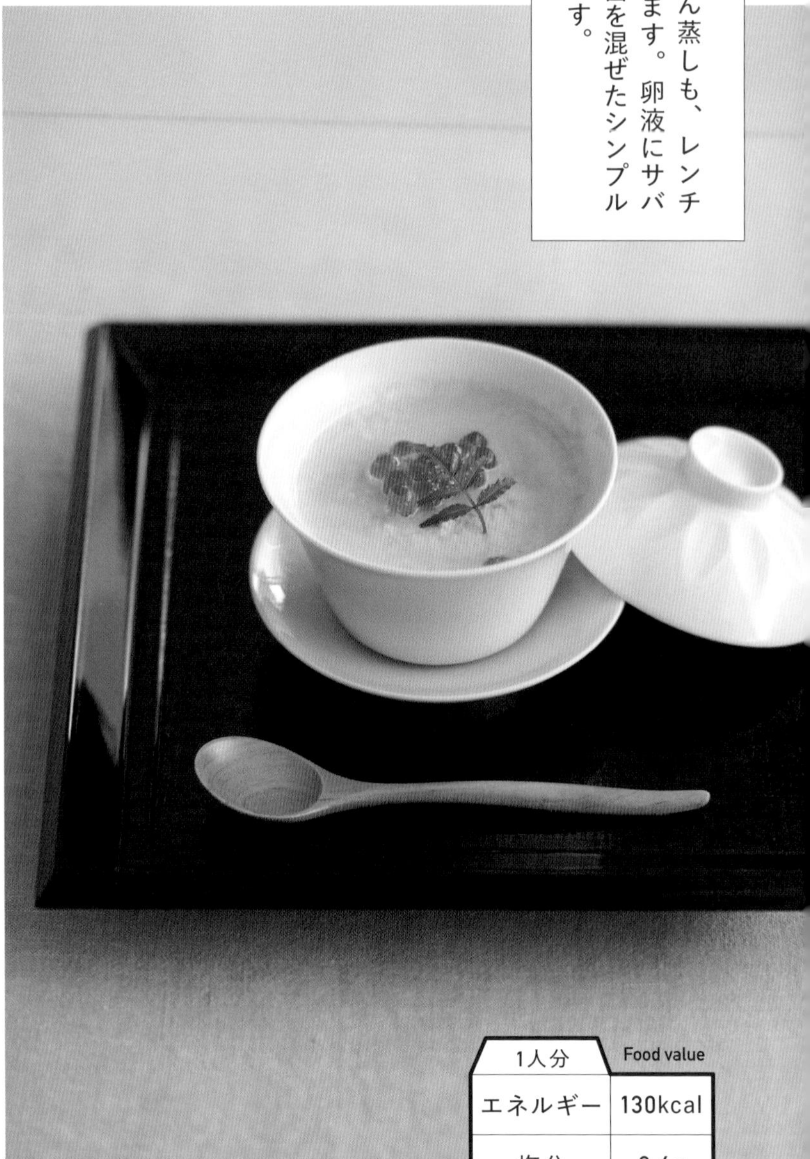

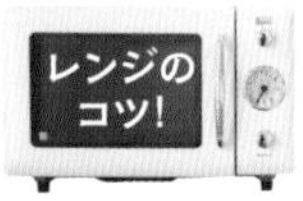

容器の縁をアルミホイルで覆うと過熱防止になり、すが入りにくくなります。お弁当のおかず用アルミケースを使うとかんたんです。

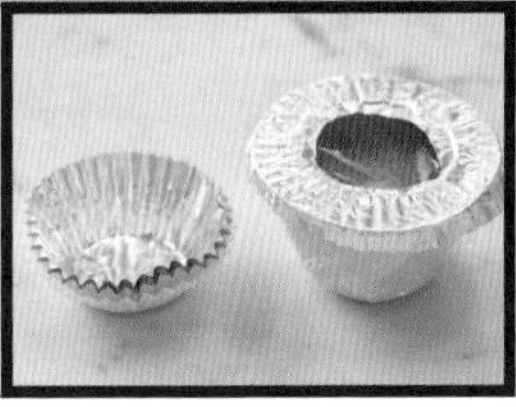

1人分　Food value

エネルギー	130kcal
塩分	0.4g
たんぱく質	11.4g
カルシウム	99mg
ビタミンD	5.0μg

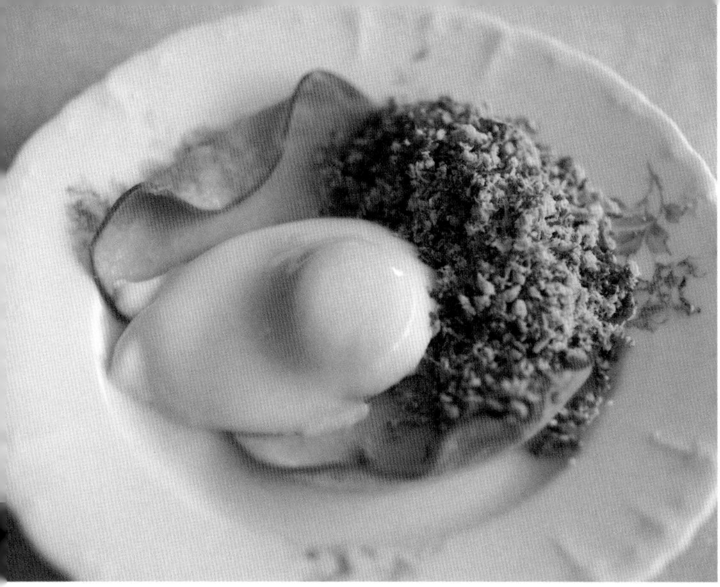

ハムエッグ

材料（1人分）

- **卵**……………………1個
- ハム……………………2枚
- A **サバそぼろ**…………大さじ2
  - または**しいたけ醤**…大さじ3
  - （作り方P.31）
  - パセリ（みじん切り）……小さじ1

作り方

1. 耐熱ボウルに水大さじ6（分量外）を入れ、卵を割り入れ、ハムをボウルの縁に貼りつける。

2. ふんわりとラップをかけ、電子レンジ（600W）で1分30秒加熱する。取り出して湯を捨てる。

3. 器に**2**を盛り、混ぜ合わせたAを添える。卵にからめながらいただく。

Food value

最速！卵サンド	1人分	ハムエッグ
363kcal	エネルギー	149kcal
1.2g	塩分	0.9g
14.8g	たんぱく質	13.8g
113mg	カルシウム	99mg
4.0μg	ビタミンD	4.0μg

ムラカミMEMO

卵サンドもハムエッグもレンジ加熱で時間短縮。バターは1個（200g）を16等分にカットして保存すると便利。1切れ＝大さじ1（約12g）です。

最速！卵サンド

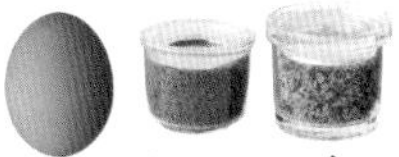

｛卵＋サバそぼろ または しいたけ醤｝

材料（1人分）

- **卵**……………………1個
- 食パン（サンドイッチ用）…2枚
- マヨネーズ………………大さじ1
- A **サバそぼろ**…………大さじ2
  - または**しいたけ醤**…大さじ3
  - （作り方P.31）
  - バター……………………小さじ1（4g）

作り方

1. コーヒーカップに水大さじ1（分量外）を入れ、卵を割り入れ、卵黄を箸で3か所刺しておく（破裂防止）。カップソーサーまたはラップをかぶせ、電子レンジ（600W）で50秒ほど加熱する（5回くらいパンパンとはじけることがあるが、破裂ではない）。

2. 取り出して湯を捨て、フォークで細かくつぶし、マヨネーズを加えて混ぜる。

3. 食パン1枚に混ぜ合わせたAを塗り、もう1枚に**2**をのせて重ね、食べやすく切る。

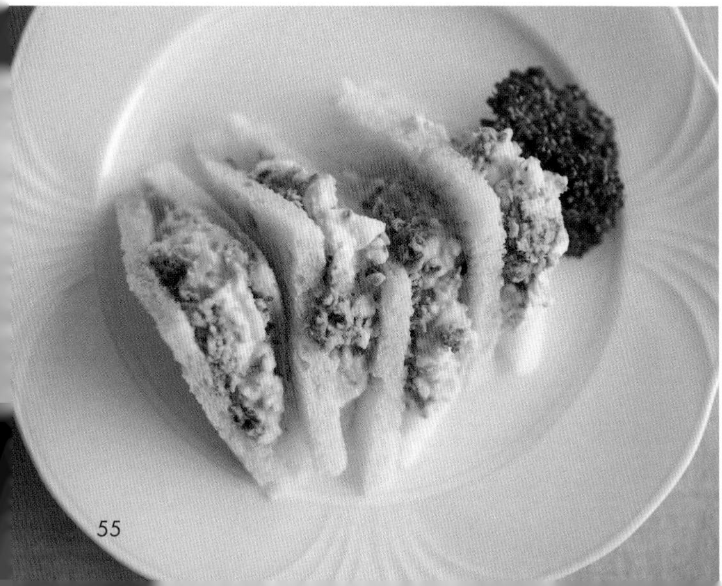

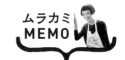

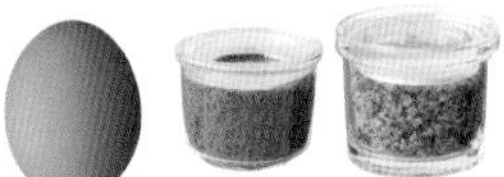

{卵＋サバそぼろ または しいたけ醤}

ムラカミMEMO

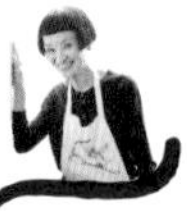

鶏肉を豚こま切れ肉に替えれば他人丼、油揚げならきつね丼。好みのたんぱく質食材でアレンジ可能です。

親子丼

材料（1人分）

卵…………………… 1個
鶏こま切れ肉……… 50g
玉ねぎ……………… ¼個（50g）
三つ葉……………… 3本
A **サバそぼろ**…… 大さじ2
　または**しいたけ醤** 大さじ3
　（作り方P.31）
　砂糖、しょうゆ、酒
　………………… 各小さじ1
ごはん（玄米など好みのもの）
………………… 茶わん1杯分（150g）

作り方

1. 玉ねぎはくし形切りにし、三つ葉は3cm長さに切る。

2. 耐熱ボウルにAを入れて混ぜ、鶏肉、**1**の玉ねぎを加え、ふんわりとラップをかけ、電子レンジ（600W）で2分加熱する。

3. 取り出して、三つ葉を半量のせ、溶きほぐした卵を回しかける。再びラップをかけて、電子レンジ（600W）で1分加熱する。取り出して残りの三つ葉をのせる。

4. 器にごはんを盛り、**3**をすべらせてごはんの上にのせる。

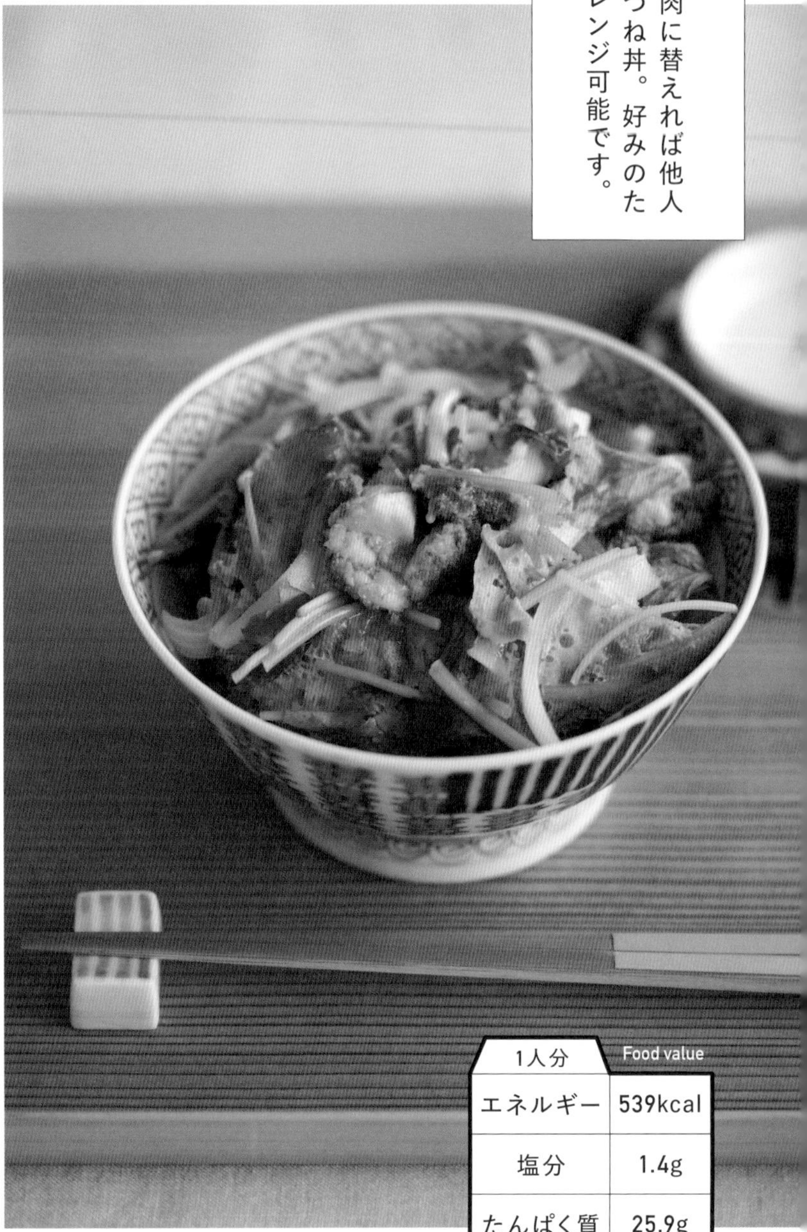

1人分	Food value
エネルギー	539kcal
塩分	1.4g
たんぱく質	25.9g
カルシウム	128mg
ビタミンD	4.0μg

column 2

わが家の常備おかず
半熟煮卵

卵黄に含まれるコリンは神経伝達物質(アセチルコリン)として、血管を拡張させて血圧を下げ、記憶力や肝機能を高める働きがあります。手軽なたんぱく源、認知症の予防・改善を意識して1日に2個、卵を食べるのが私の習慣です。半熟煮卵は朝食に、出張時の手作り弁当(P.13)に、と重宝する常備おかずです。

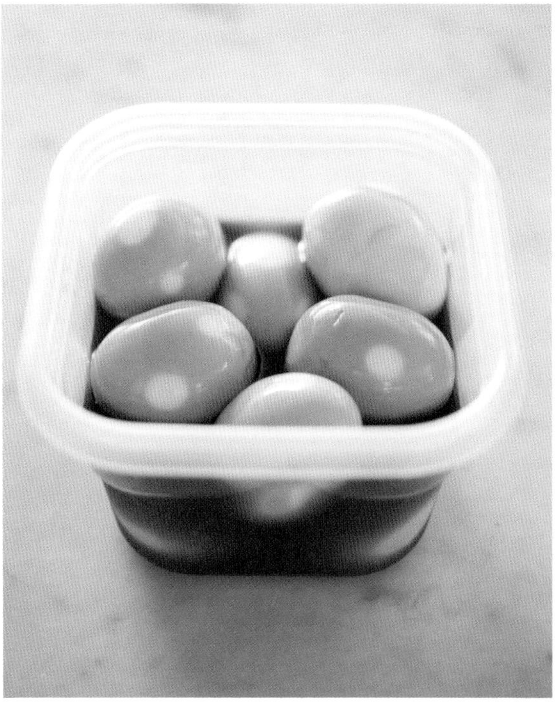

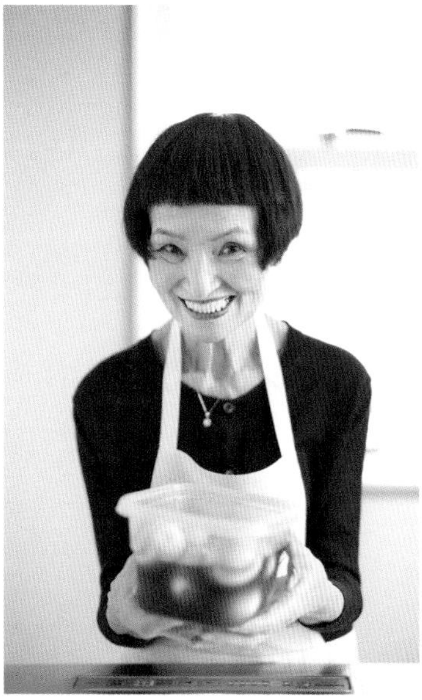

材料（10個分）

卵……………………10個
麺つゆ*(2倍濃縮)……200mℓ

作り方

1. 鍋に水1ℓ(分量外)を沸騰させ酢大さじ1(分量外)を加える。冷蔵庫から出したばかりの卵を玉じゃくしで1個ずつ入れ、中火で6分加熱する。氷水に取り出して3分冷やし、殻をむく。

2. 保存容器(容量1ℓ)に麺つゆと1を入れ、ペーパータオル1枚をかぶせる。ふたをして冷蔵庫で4時間以上漬ける。

＊麺つゆを手作りする場合
(できあがり約200mℓ分)
鍋にしょうゆとみりん各大さじ3、砂糖小さじ2、水100mℓを入れて煮立て、冷ます。

保存期間…冷蔵で4〜5日間

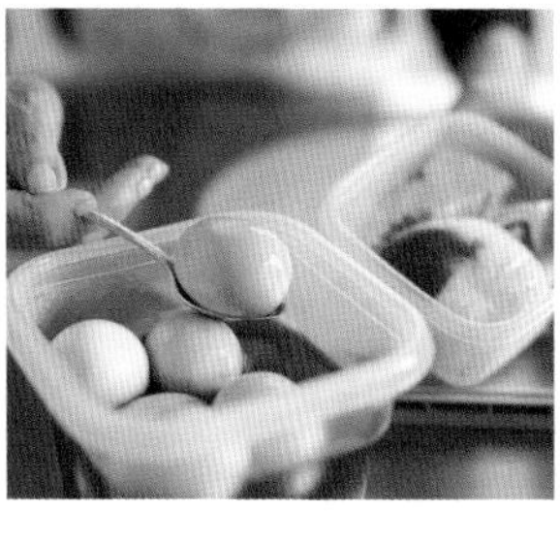

半熟煮卵は
手作りお弁当の
定番おかず。

肉、魚介は脂肪の少ない部位を選んで

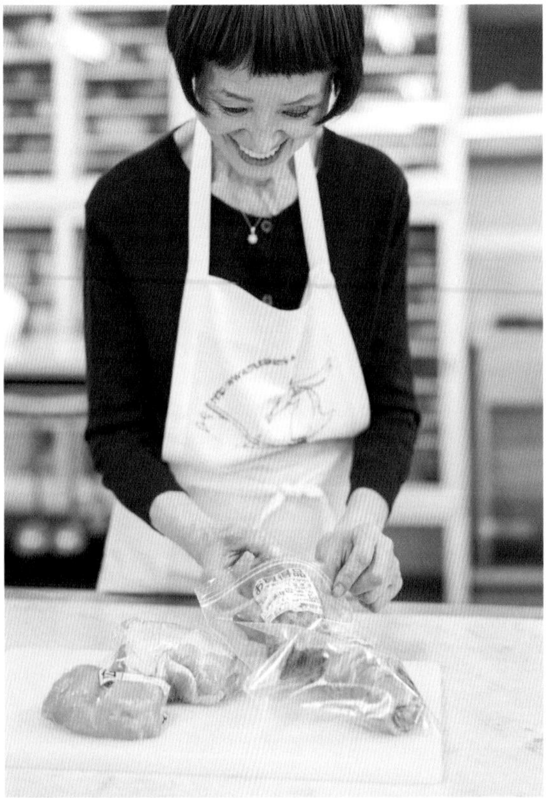

牛肉、豚肉、鶏肉、ひき肉。すべて冷凍用保存袋にまとめて入れて保存すれば、行方不明にもならず、残り具合もひと目でわかります。

筋肉を作る材料として何よりとってほしいのが、動物性たんぱく質の肉、魚、卵です。体に不可欠な必須アミノ酸をバランスよく含み、筋肉を効率よく作るための立て役者ともいえます。

一般的に鶏肉が最適というイメージがありますが、筋肉を作るという点では牛肉や豚肉も同じ。ただし、コレステロール値が高くなる心配もありますから、牛肉なら赤身肉、豚肉ならヒレやももの部位を選ぶなど、脂肪分の少ない部位を選んだり、余計な脂肪を落としたりといった工夫は必要です。

また、肉を積極的にとっていただきたい理由はたんぱく質摂取のためだけではありません。じつは、肉にはエネルギー代謝を高めるビタミン類や、体の機能を正常に維持するためのミネラル分などが多く含まれています。肉や魚は、赤身のものが貧血予防に役立つ鉄分を豊富に含みます。貧血を起こすと、体全体に血がうまく巡らないばかりか、栄養もうまく行き届きません。すると細胞の元気がなくなって老化が進み、病気を招くことにもなりかねないのです。

ほかにも肉にはそれぞれ異なる栄養素が含まれていますから、偏ることなく多種類をバランスよくとることが大切です。

ムラカミ流 肉や魚介の保存術

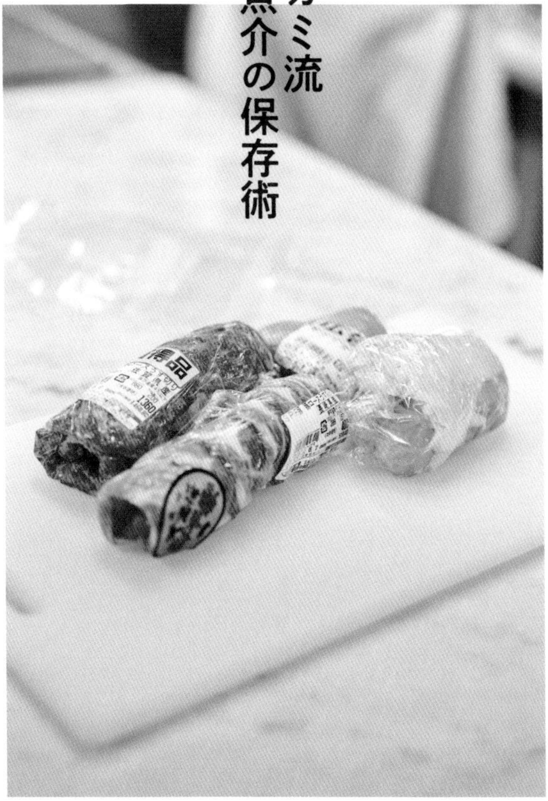

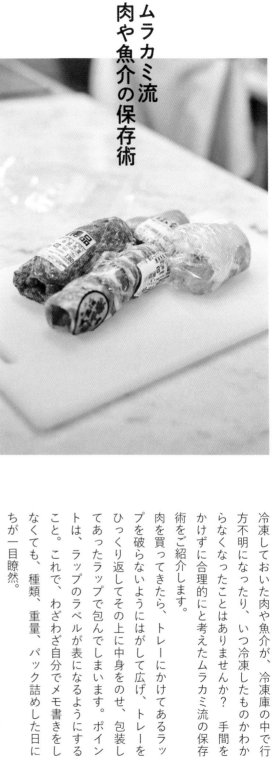

冷凍しておいた肉や魚介が、冷凍庫の中で行方不明になったり、いつ冷凍したものかわからなくなったことはありませんか？ 手間をかけずに合理的にと考えたムラカミ流の保存術をご紹介します。

肉を買ってきたら、トレーにかけてあるラップを破らないようにはがして広げ、トレーをひっくり返してその上に中身をのせ、包装してあったラップで包んでしまいます。ポイントは、ラップのラベルが表になるようにすること。これで、わざわざ自分でメモ書きをしなくても、種類、重量、パック詰めした日にちが一目瞭然。

あとは、肉は種類を問わず冷凍用保存袋1袋にまとめて入れて保存すること。これで、冷凍庫内で行方不明になることもありません。魚介も同じ方法で保存します。

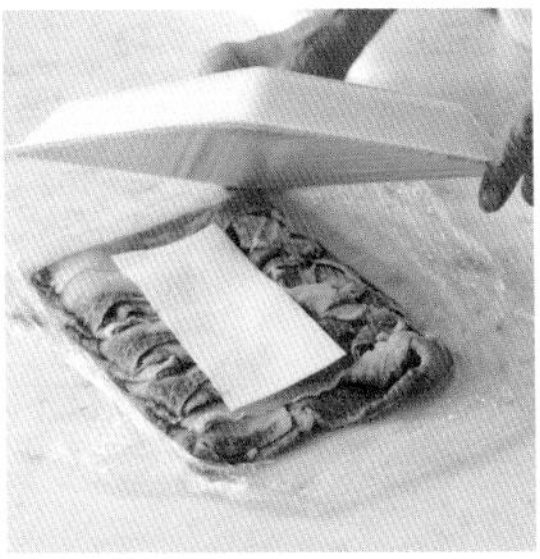

1.
トレーのかけてあるラップを広げ、その上に肉をパカッとのせます。

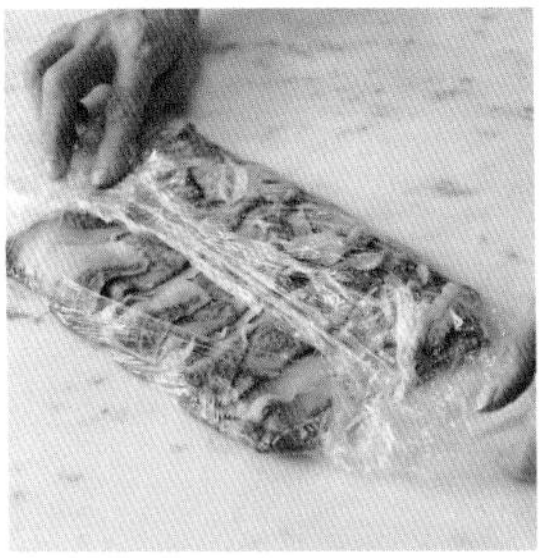

2.
ラップでぴっちり包みます。

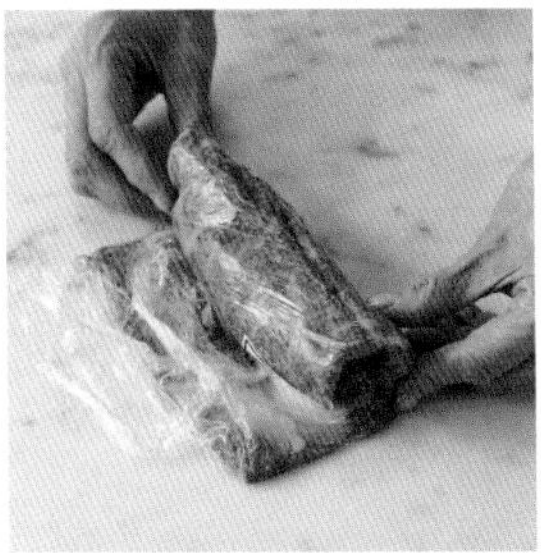

3.
手前からクルクル巻きます。

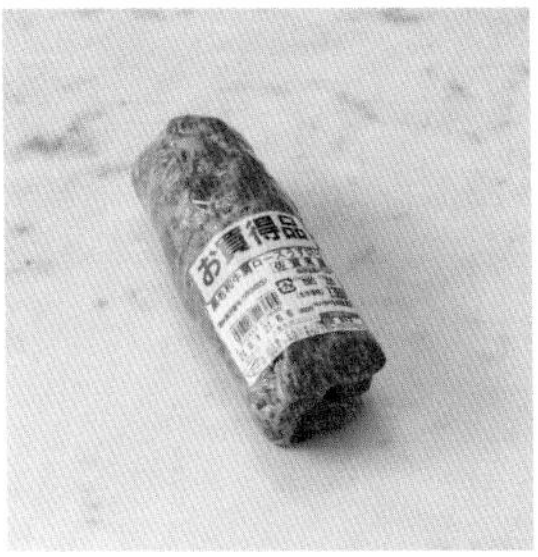

ラベルの肉の種類、重量、日付で管理もラクチン。薄切り肉はのり巻きのように丸めておくと、使いたい分を端から包丁で切って使えて便利。

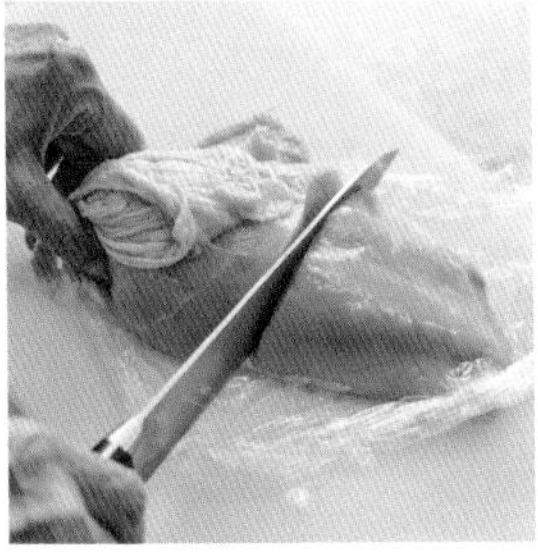

鶏肉は皮を半分剝いでから切っておくと、皮つきで使いたい料理と皮を使わない料理に使い分けができます。

疲労回復効果抜群の豚肉でビタミンB_1をチャージ！

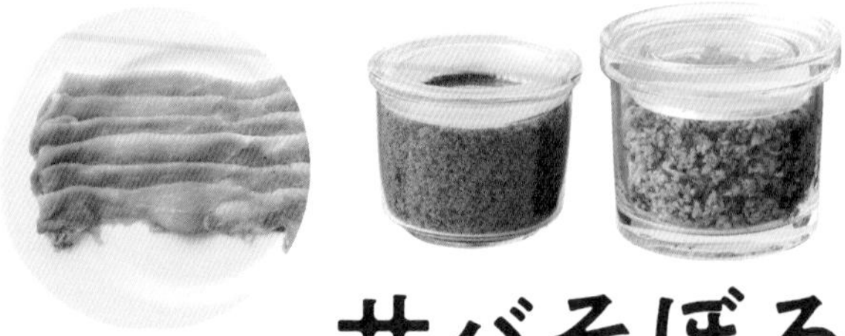

{豚肉＋サバそぼろ または しいたけ醤}

材料（1人分）

豚しょうが焼き用肉……100g
A **サバそぼろ**……大さじ2
　または**しいたけ醤**……大さじ3
　（作り方P.31）
　砂糖、水……各大さじ1
　しょうゆ……小さじ2
　片栗粉、おろししょうが
　……各小さじ½
キャベツ……2枚（100g）

1人分	Food value
エネルギー	268kcal
塩分	1.6g
たんぱく質	28.0g
カルシウム	121mg
ビタミンD	3.0μg

作り方

1. キャベツはひと口大にちぎる。耐熱ポリ袋に入れ、電子レンジ（600W）で1分ほど加熱する。

2. 耐熱ボウルにAを入れて混ぜ、豚肉を加えて両面にからめ、ボウルの内側に貼りつける。

3. ふんわりとラップをかけて、電子レンジ（600W）で2分ほど加熱する。

4. 器に**1**、**3**を盛る。

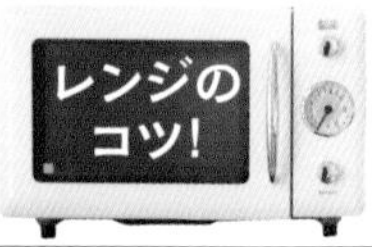

レンジ加熱中、耐熱ボウルの内側は高温になります。豚肉を内側に貼りつけておくと、短時間で火が通り、やわらかく仕上がります。

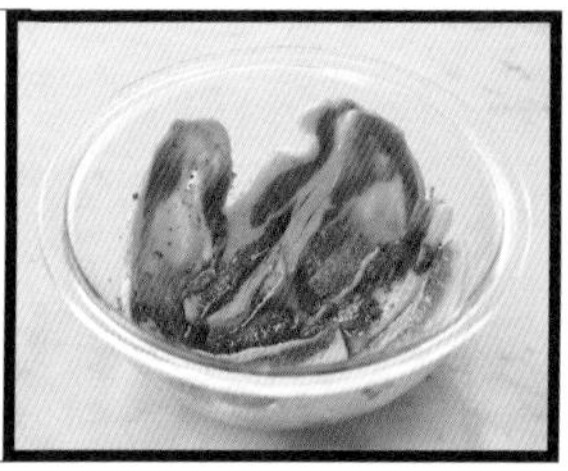

ムラカミ MEMO

豚肉に豊富なビタミンB_1で疲労の予防・回復を。生だとモサモサして食べにくいキャベツも、半生に加熱するとぐっと食べやすくなります。

豚肉のしょうが焼き

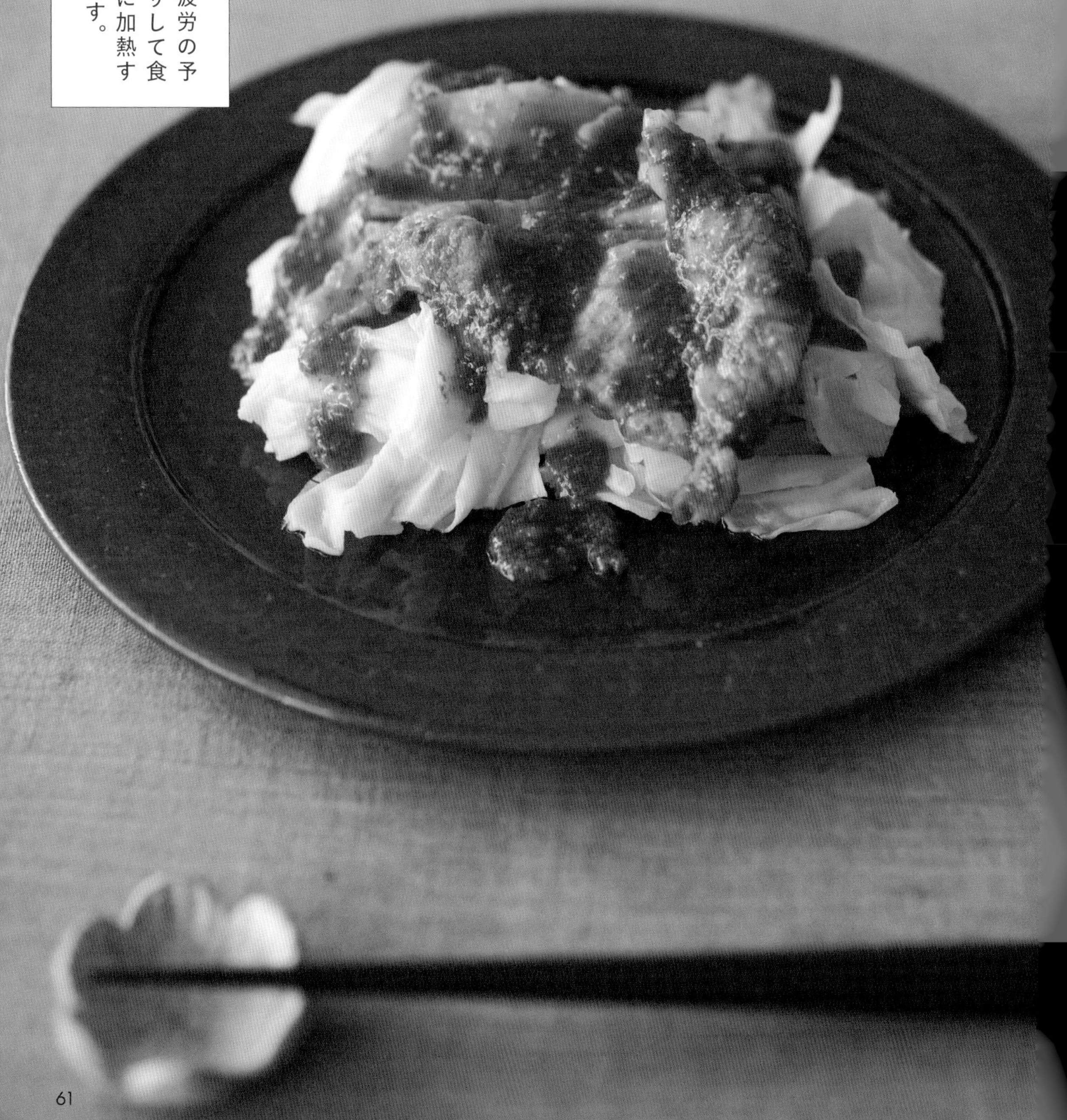

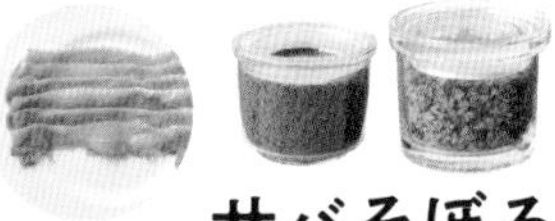

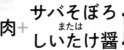

{豚肉＋サバそぼろ または しいたけ醤}

チンジャオロースー

ムラカミ MEMO

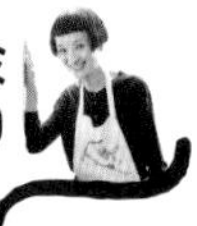

ピーマンよりもビタミンなど栄養価が高いパプリカでカラフルに仕上げます。油はねがないので後片づけの手間が省けます。

材料（1人分）

豚ロース薄切り肉……100g

パプリカ（赤・黄）……各½個（各75g）

A **サバそぼろ**……大さじ2

　または**しいたけ醤**……大さじ3

　（作り方P.31）

　オイスターソース……小さじ2

　片栗粉、ごま油……各小さじ1

　赤唐辛子……1本

作り方

1. 豚肉は1cm長さに切る。パプリカは1.5cm幅に切る。

2. 耐熱ボウルにAを入れて混ぜ、1の豚肉を加えてからめ、パプリカをのせる。

3. ふんわりとラップをかけ、電子レンジ（600W）で5分加熱する。取り出して混ぜる。

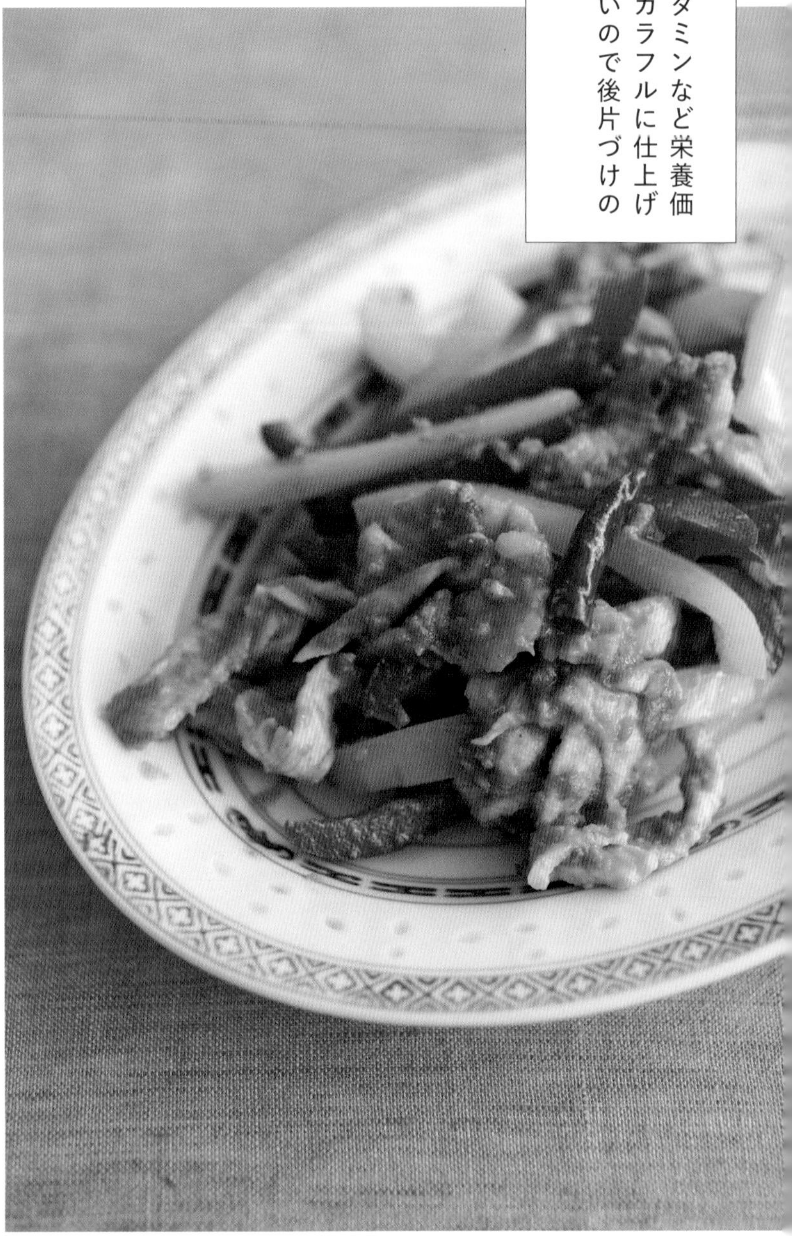

1人分	Food value
エネルギー	287kcal
塩分	1.7g
たんぱく質	25.8g
カルシウム	96mg
ビタミンD	3.0μg

ムラカミ MEMO

トンカツ用肉を使って手軽に作れます。薄くそぎ切りにして繊維を断ち切ると、噛み切りやすくなります。

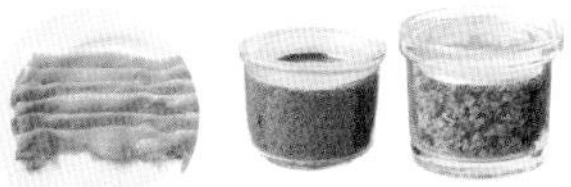

{豚肉＋サバそぼろ または しいたけ醤}

蒸し豚

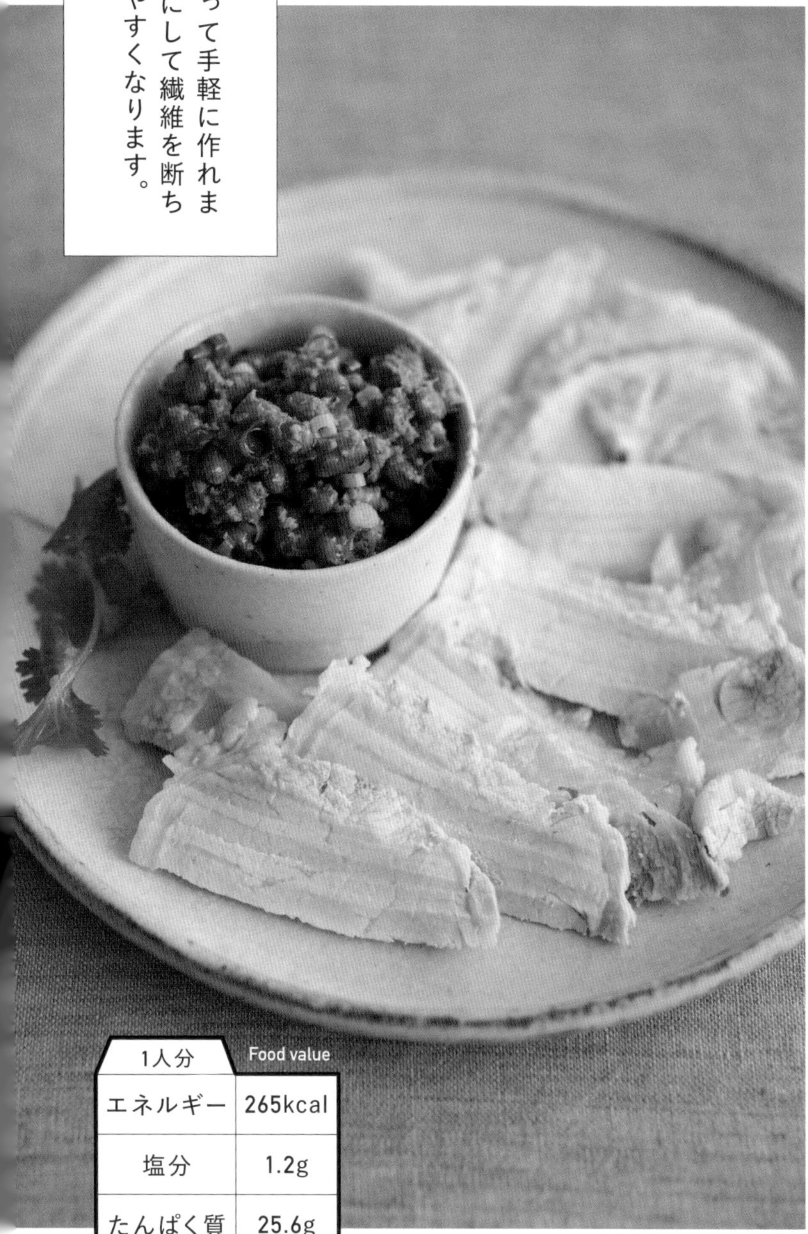

1人分	Food value
エネルギー	265kcal
塩分	1.2g
たんぱく質	25.6g
カルシウム	111mg
ビタミンD	3.0μg

材料（1人分）

豚ローストンカツ用肉……1枚（70g）

A **サバそぼろ**……大さじ2
　または**しいたけ醤** 大さじ3
　（作り方P.31）
　納豆……1パック（35g）
　万能ねぎ（小口切り）……少々
　しょうゆ……小さじ1

パクチー（好みで）……適量

作り方

1. 耐熱ボウルに豚肉を入れ、ふんわりとラップをして、電子レンジ（600W）で1分30秒加熱する。

2. 取り出してかぶるくらいの水（分量外）を注いで粗熱を取る。ペーパータオルで水気をふき取り、そぎ切りにする。

3. 器に**2**を盛り、混ぜ合わせたA、好みでパクチー添える。蒸し豚にAをのせて、くるんでいただく。

レンジのコツ!

レンジ加熱はレンジから出したあとも、食材の内部で加熱が進みます。豚肉をすぐに水に浸けて粗熱を取ることで、身がかたくなるのを防ぎます。

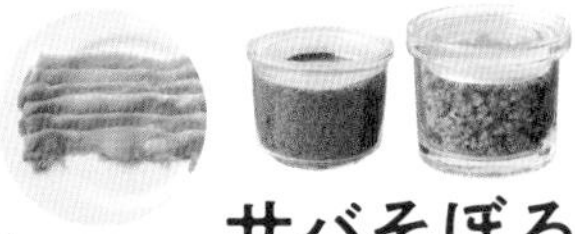

{豚肉＋サバそぼろ または しいたけ醤}

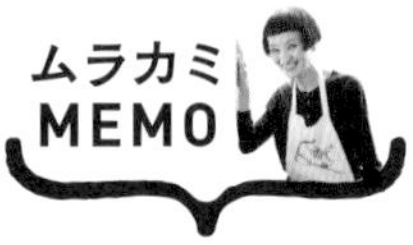

豚肉と牛乳の組み合わせはたんぱく質、カルシウムがたっぷり。体が温まるクリーム煮は冬だけでなく、冷房で体が冷えやすい夏にもおすすめです。

豚肉ときのこのクリーム煮

材料（1人分）

豚もも薄切り肉……70g
しめじ……1パック(100g)
A **サバそぼろ**……大さじ2
　または**しいたけ醤**大さじ3
　（作り方P.31）
　片栗粉……小さじ1
　塩……小さじ1/5
　こしょう……少々
牛乳……150mℓ
パセリ(みじん切り)……少々

作り方

1. 豚肉は4〜5cm長さに切る。しめじは小房に分ける。

2. 耐熱ボウルに豚肉を入れ、Aを加えてからめ、しめじをのせて牛乳を注ぐ。

3. ラップをかけずに電子レンジ(600W)で3分加熱する。取り出して混ぜ、ラップをかけずに再び電子レンジで3分加熱する。

4. 器に**3**を盛り、パセリをふる。

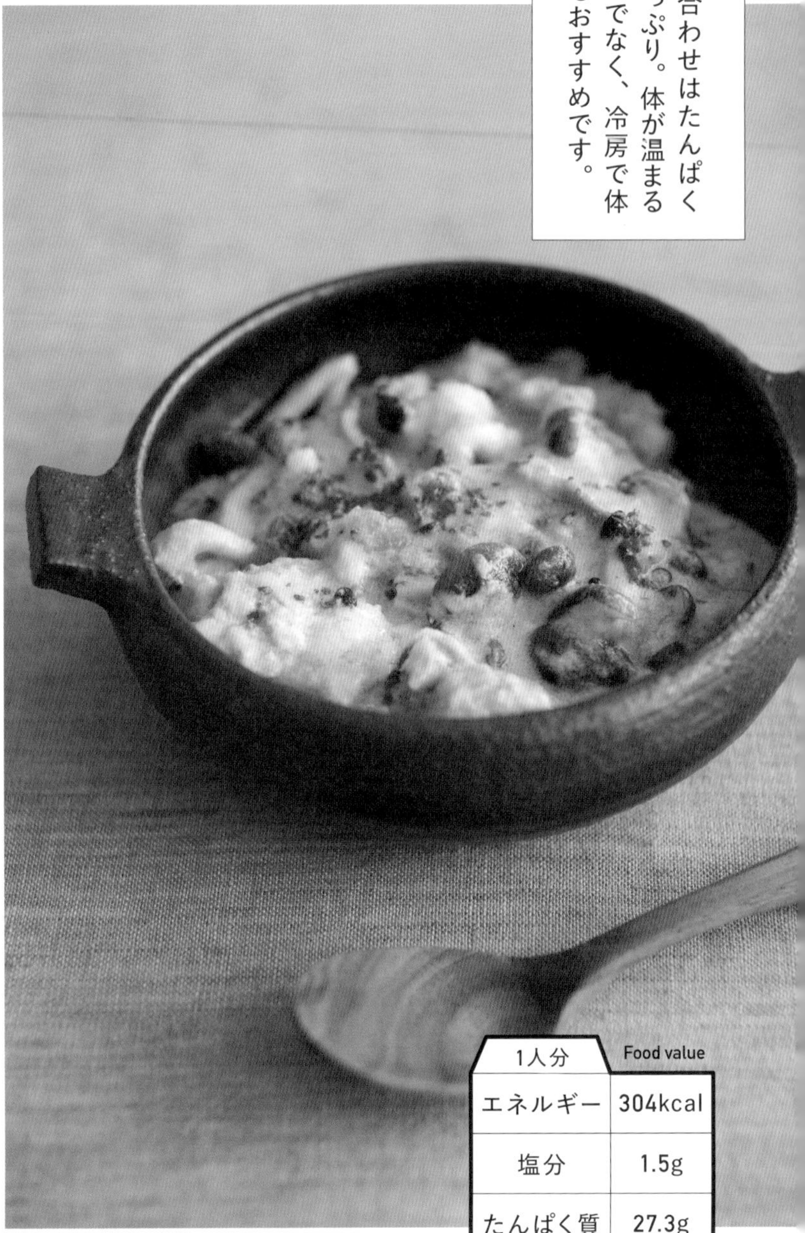

ダマになりやすいクリーム煮ですが、片栗粉を具材にからめてからレンジ加熱すれば、失敗なくなめらかに仕上がります。

1人分	Food value
エネルギー	304kcal
塩分	1.5g
たんぱく質	27.3g
カルシウム	244mg
ビタミンD	4.0μg

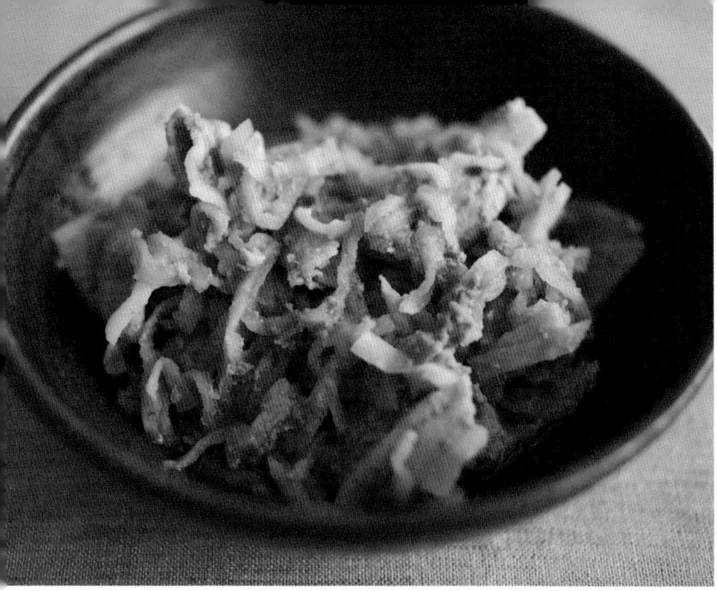

豚肉の切り干し煮

材料（1人分）

- **豚もも薄切り肉**……70g
- 切り干し大根……10g
- 水……100mℓ
- A **サバそぼろ**……大さじ2
  - または**しいたけ醤**……大さじ3（作り方P.31）
  - しょうゆ、酒、みりん……各大さじ1

作り方

1. 豚肉は4cm長さに切る。切り干し大根は分量の水で戻して絞り、3cm長さに切る。戻し汁はとっておく。

2. 耐熱ボウルにAと**1**の豚肉、切り干し大根を入れてからめ、**1**の戻し汁を加える。ふんわりとラップをかけて、電子レンジ（600W）で4分加熱する。

3. ラップをはずし、再び電子レンジ（600W）で5分加熱して煮詰める。

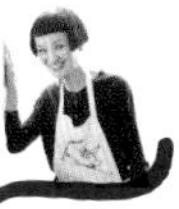

ムラカミMEMO

切り干し大根は食物繊維、カルシウムが豊富。電子レンジなら、おこわだって手軽に作れます。

豚肉ごろごろおこわ	Food value 1人分	豚肉の切り干し煮
495kcal	エネルギー	250kcal
1.2g	塩分	2.0g
25.6g	たんぱく質	21.6g
180mg	カルシウム	127mg
3.0μg	ビタミンD	3.0μg

豚肉ごろごろおこわ

材料（1人分）

- **豚ローストンカツ用肉**……1枚(70g)
- もち米……½合(75g)
- **サバそぼろ**……大さじ2
  - または**しいたけ醤**……大さじ3（作り方P.31）
- A めんつゆ（2倍濃縮）……大さじ½
  - 水……100mℓ
- チンゲンサイ……100g

作り方

1. もち米は水で洗い、水気をきる。

2. 豚肉は1cm幅に切り、サバそぼろかしいたけ醤をまぶす。チンゲンサイは根元に十字に切り込みを入れ、1cm長さに切る。

3. 耐熱ボウルにAと**1**を入れて混ぜ、**2**をのせる。ふんわりとラップをかけ、電子レンジ（600W）で5分加熱する。

4. 沸騰したら、加熱時間が残っていても弱（150〜200W）に切り替えて、12分加熱する。取り出して混ぜる。

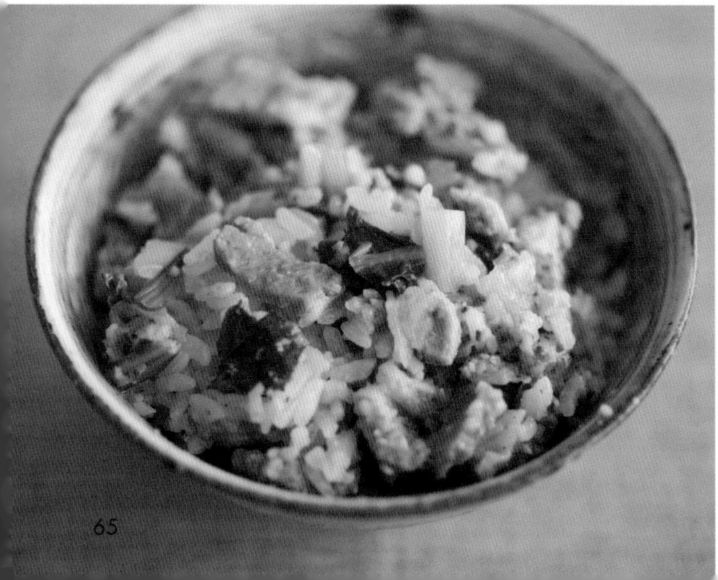

鉄分豊富な牛肉で貧血予防。脂肪の少ない赤身肉を選んで

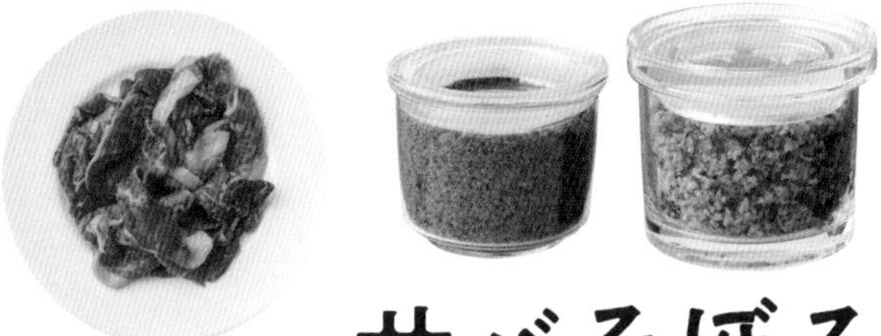

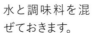

{牛肉+サバそぼろ または しいたけ醤}

材料（1人分）

牛焼き肉用肉（7~8mm厚さのもの）……90g

A **サバそぼろ**……大さじ2
　または**しいたけ醤**……大さじ3
　（作り方P.31）
　ハヤシルウ（フレーク）*……大さじ2（20g）
　水……150mℓ

玉ねぎ……¼個（50g）

にんじん……2cm（20g）

じゃがいも……小⅓個（30g）

パセリ（みじん切り）……少々

＊固形ルウの場合は20gを刻む。

作り方

1. 牛肉は3cm幅、5cm長さに切る。玉ねぎは1cm幅のくし形切り、にんじんは5mm厚さの輪切り、じゃがいもは半分に切る。

2. 耐熱ボウルにAを入れて混ぜ、**1**の牛肉を入れて、玉ねぎ、にんじん、じゃがいもをのせる。ふんわりとラップをかけ、電子レンジ（600W）で9〜10分加熱する。

3. 取り出して混ぜ、器に盛り、パセリを散らす。

1人分	Food value
エネルギー	372kcal
塩分	2.0g
たんぱく質	26.4g
カルシウム	93mg
ビタミンD	3.0μg

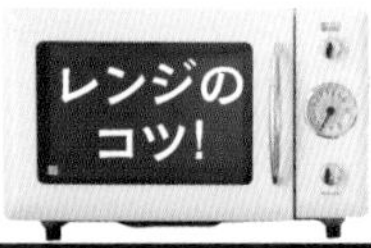

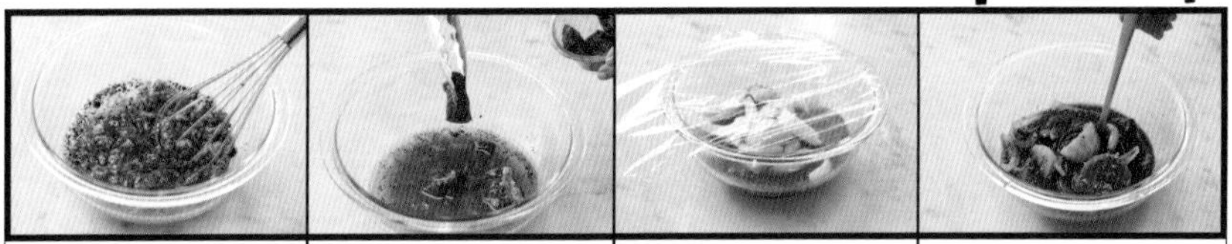

水と調味料を混ぜておきます。	具材は牛肉⇒野菜の順に。牛肉が調味液に浸るように。	ふんわりとラップをかけ、電子レンジで加熱します。	取り出して、ラップをはずしたらよく混ぜてできあがり。

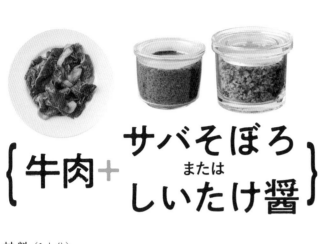

ムラカミ
MEMO

肉も野菜もやわらかく、長い時間煮込んだようなコクが楽しめます。厚めの肉でなく、薄切り肉でも同様に作れます。

ビーフシチュー

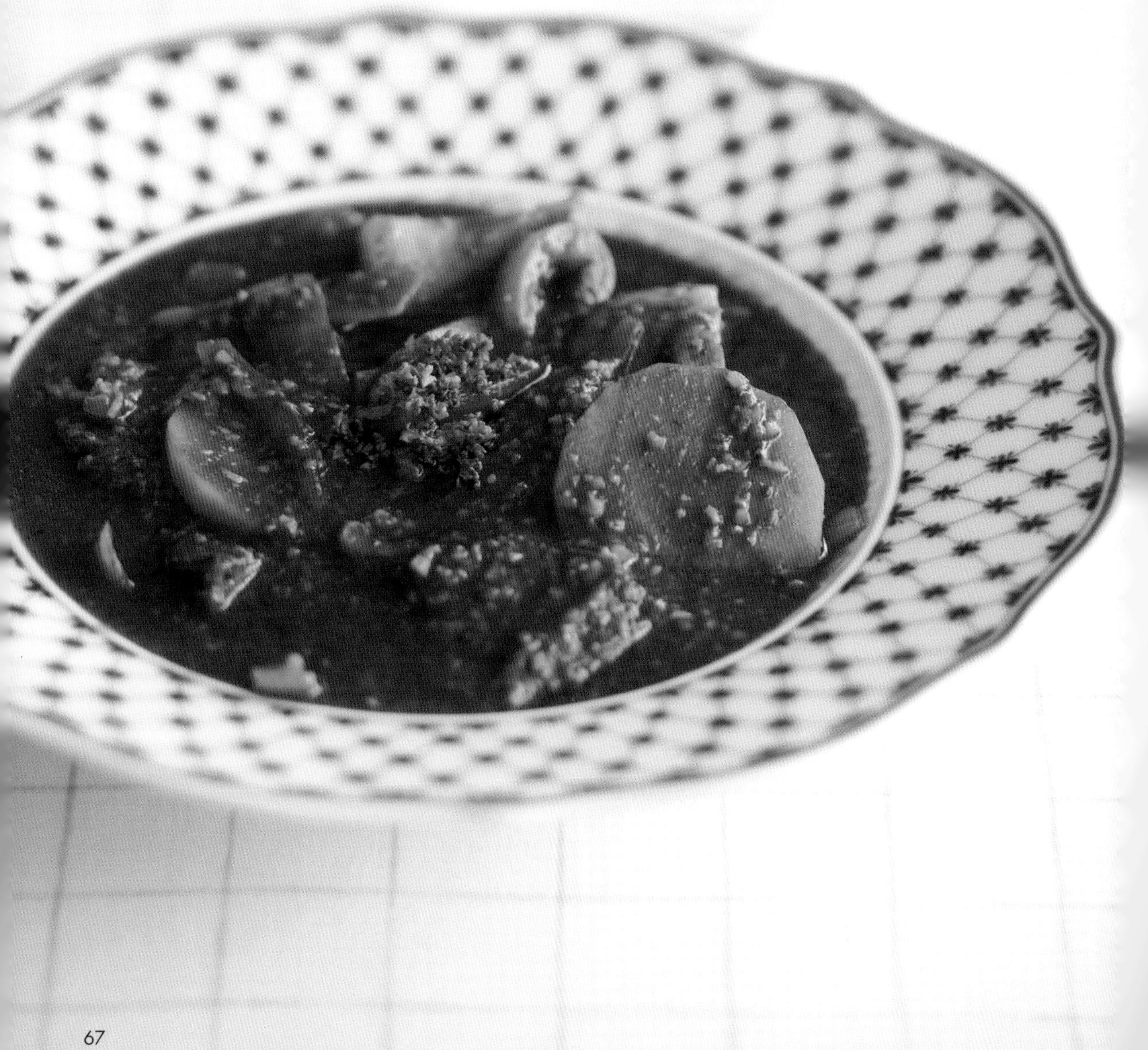

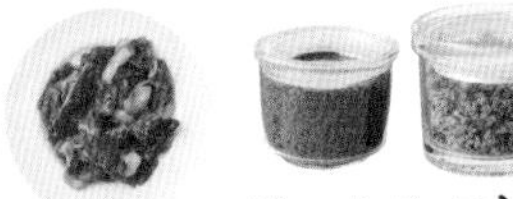

{牛肉+サバそぼろ または しいたけ醤}

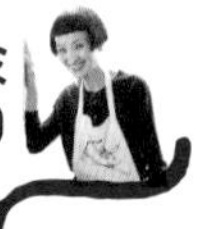

ムラカミMEMO

水を使わず、肉と野菜のうま味が凝縮。短時間で野菜にもしっかり味がしみ込んで絶品です。

肉じゃが

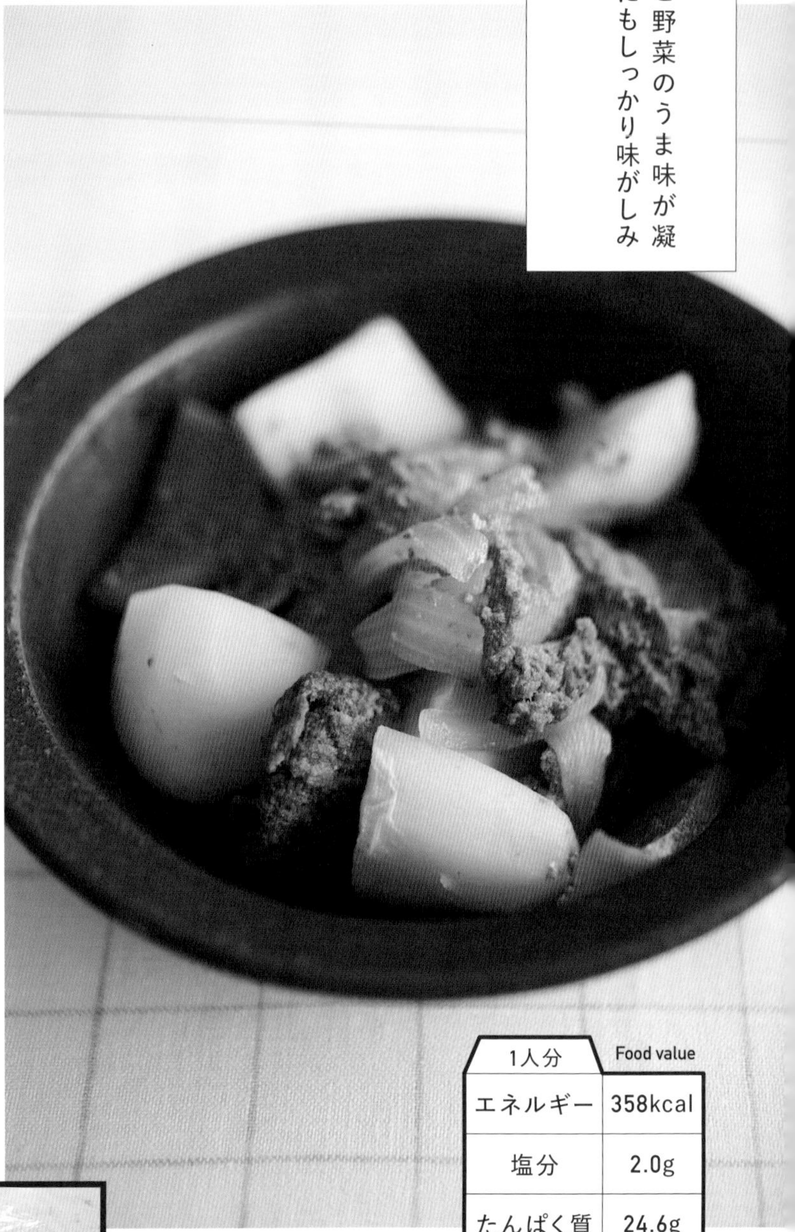

材料（1人分）

牛もも薄切り肉……80g
玉ねぎ……¼個（50g）
にんじん……2cm（20g）
じゃがいも……小1個（100g）
A **サバそぼろ**……大さじ2
　または**しいたけ醤**……大さじ3
　（作り方P.31）
　砂糖、酒……各大さじ1
　しょうゆ……小さじ2

作り方

1. 牛肉は3〜4cm長さに切る。玉ねぎは1cm幅のくし形切り、にんじんは5mm厚さの半月切り、じゃがいもは食べやすく切る。

2. 耐熱ボウルにAを入れて混ぜ、1の牛肉を加えてほぐしながらからめ、玉ねぎ、にんじん、じゃがいもをのせる。

3. ふんわりとラップをかけ、電子レンジ（600W）で6分、じゃがいもに竹串がスーッと通るようになるまで加熱し、全体を混ぜる。

調味した肉は下に、野菜は上にのせるのが均一に火を通すコツ。

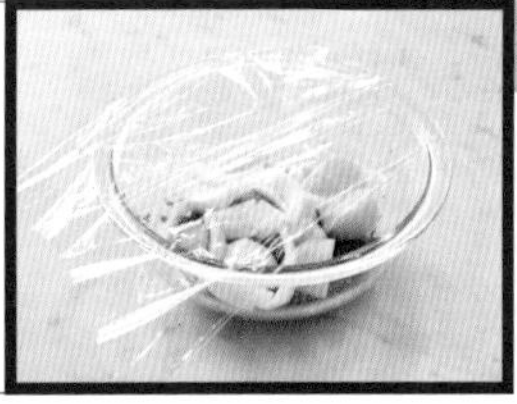

1人分 Food value

エネルギー	358kcal
塩分	2.0g
たんぱく質	24.6g
カルシウム	91mg
ビタミンD	3.0μg

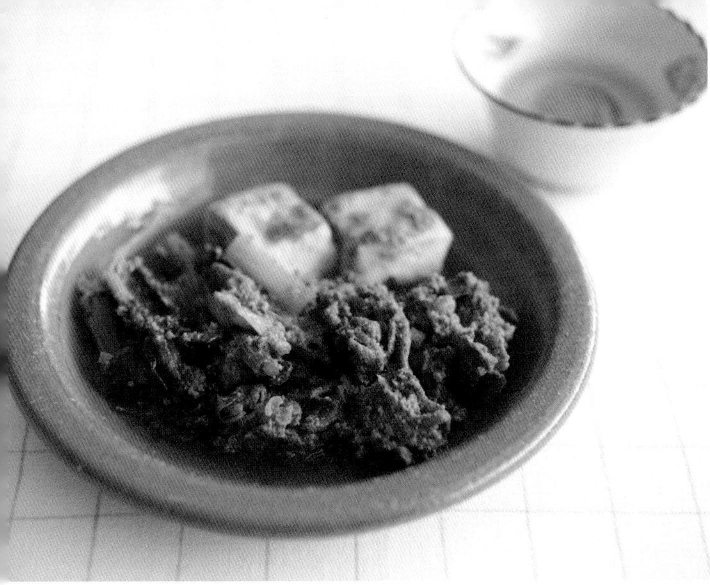

ひとりすき焼き

材料（1人分）

- **牛こま切れ肉**……50g
- 小松菜……3～4株(100g)
- 豆腐（充塡豆腐または木綿豆腐）……⅓パック(50g)
- A **サバそぼろ**……大さじ2
  - または**しいたけ醤**……大さじ3（作り方P.31）
  - 砂糖……小さじ2
  - しょうゆ……小さじ1
- 卵……1個

作り方

1. 小松菜は3cm、豆腐は半分に切る。

2. 耐熱ボウルにAを合わせ、牛肉を入れてほぐしながらからめ、**1**をのせる。

3. ふんわりとラップをかけて、電子レンジ（600W）で5分加熱する。

4. 器に**3**を盛り、別の器に卵を割り入れ、卵をつけていただく。

ムラカミMEMO

レンジ調理は短時間で火が通るので、肉のやわらかさが楽しめます。牛しぐれ煮は冷蔵で2～3日間保存できます。

牛しぐれ煮と野菜のサラダ	Food value 1人分	ひとりすき焼き
363kcal	エネルギー	304kcal
2.0g	塩分	2.3g
25.9g	たんぱく質	27.1g
120mg	カルシウム	315mg
3.0μg	ビタミンD	4.0μg

牛しぐれ煮と野菜のサラダ

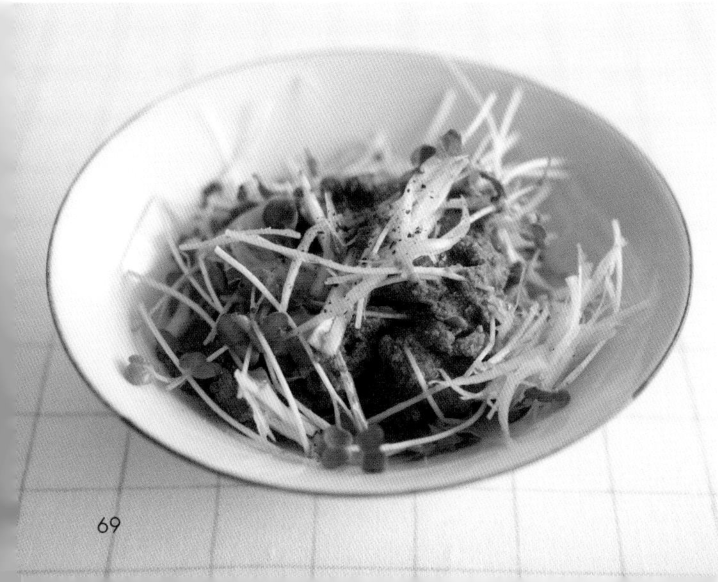

材料（1人分）

- **牛もも薄切り肉**……90g
- 玉ねぎ……⅙～⅕個(30g)
- 貝割れ菜……1パック(40g)
- A **サバそぼろ**……大さじ2
  - または**しいたけ醤**……大さじ3（作り方P.31）
  - 酒……大さじ1
  - 砂糖、しょうゆ……各小さじ2
- B 酢、オリーブオイル……各小さじ2
- 粗びき黒こしょう……適量

作り方

1. 牛肉は3～4cm長さに切る。玉ねぎは薄切り、貝割れ菜は長さを半分に切る。

2. 耐熱ボウルにAを入れて混ぜ、**1**の牛肉を加えてほぐしながらからめる。ふんわりとラップをかけ、電子レンジ（600W）で2分加熱する。

3. **1**の野菜、Bを加えて混ぜる。器に盛り、粗びき黒こしょうをふる。

扱いやすく食べやすいひき肉で、レシピのバリエも広がります

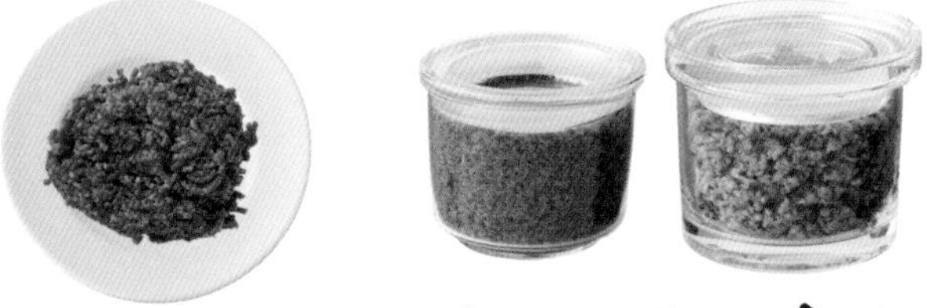

牛ひき肉 + サバそぼろ または しいたけ醤

材料（1人分）

牛赤身ひき肉……80g
玉ねぎ……¼個（50g）
A **サバそぼろ**……大さじ2
　または**しいたけ醤**……大さじ3
　（作り方P.31）
　パン粉……大さじ2
　塩、こしょう……各少々
B ウスターソース、トマトケチャップ……各大さじ1
　片栗粉……小さじ½
　水……大さじ3
パセリ（みじん切り）、レタス……各適量

作り方

1. 玉ねぎはみじん切りにする。

2. ボウルにAを入れて混ぜ、ひき肉、**1**を加えて全体がなじむ程度に混ぜ、サラダ油少々（分量外）をつけた手でハンバーグ形にまとめる。

3. 耐熱ボウルにBを入れて混ぜ、**2**をのせ、スプーンで調味液をすくってかける。ふんわりとラップをかけ、電子レンジ（600W）で2分30秒加熱する。

4. 器に**3**を盛り、パセリを散らし、レタスを添える。

1人分	Food value
エネルギー	288kcal
塩分	2.4g
たんぱく質	23.7g
カルシウム	100mg
ビタミンD	3.0μg

電子レンジ加熱は塩分のついたところから火が通ります。肉だねに調味液をかけると加熱ムラが防げます。

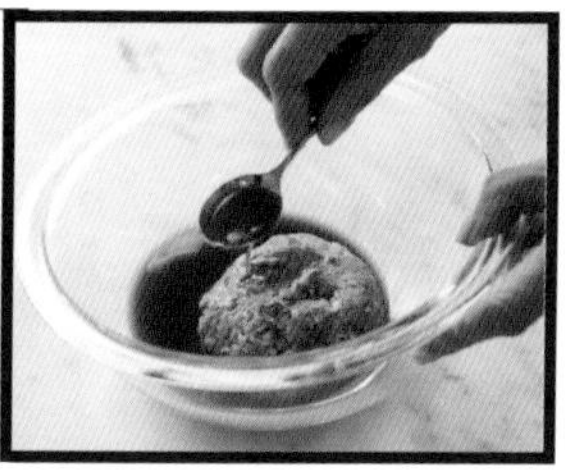

ムラカミ MEMO

手間がかかると敬遠しがちなハンバーグですが、レンジなら加熱時間は3分未満。牛ひき肉は赤身を使うと、鉄分もしっかりとれます。

ハンバーグ

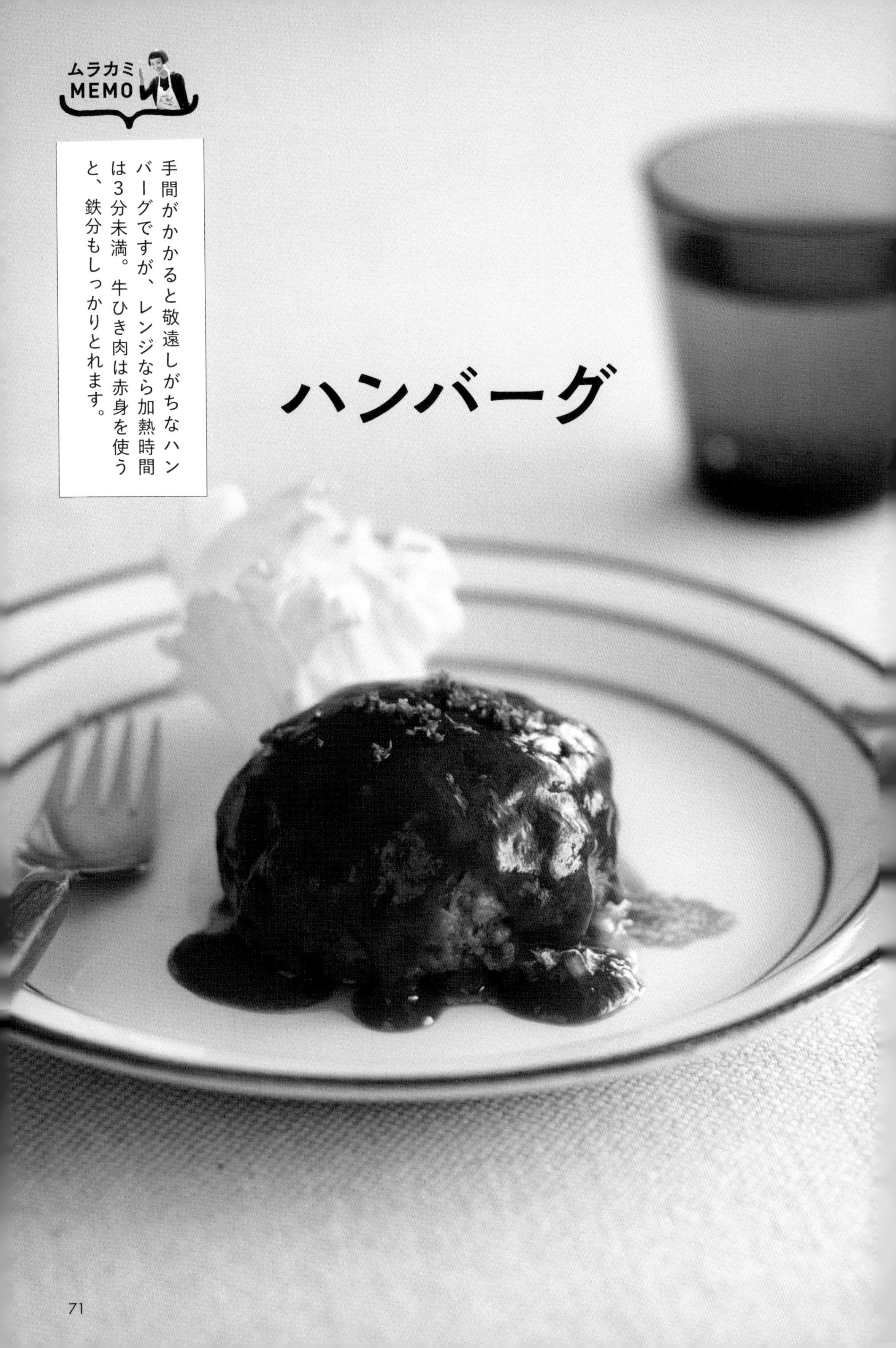

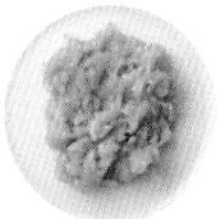 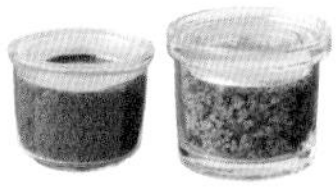

{鶏ひき肉+サバそぼろ または しいたけ醤}

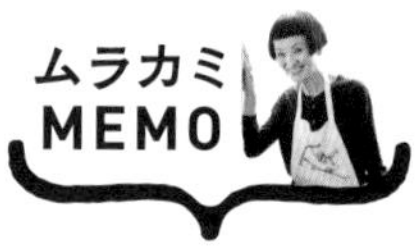

さっぱりとした鶏むね肉のひき肉は、サバそぼろかしいたけ醤でコクをプラス。焼きのりに豊富に含まれる葉酸は貧血予防や認知症予防にも役立ちます。

つくねやっこ

材料（1人分）

鶏むねひき肉……80g
A **サバそぼろ**……大さじ2
　または**しいたけ醤**……大さじ3
　（作り方P.31）
　片栗粉……小さじ½
焼きのり（8枚切りのもの）
……2枚
B 砂糖、しょうゆ……各小さじ1
いり白ごま……少々

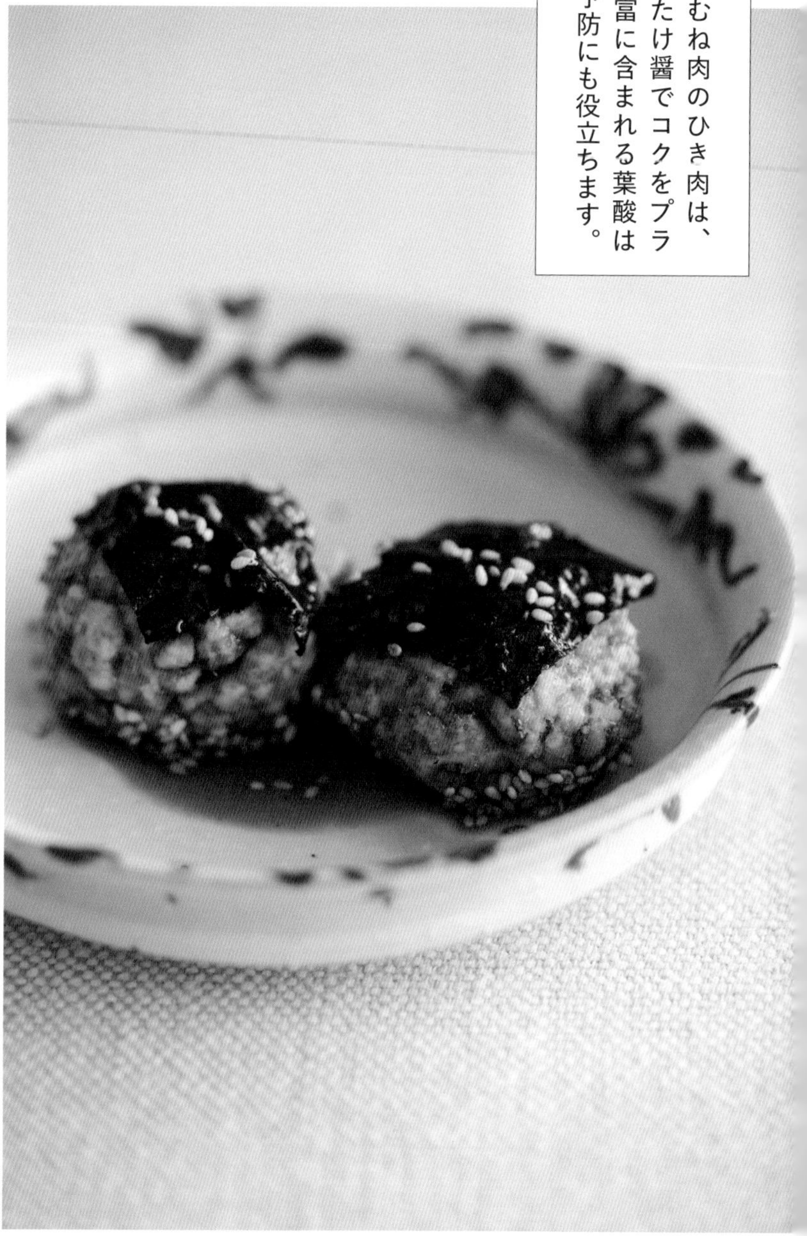

作り方

1. 焼きのりは半分に切る。

2. ひき肉にAを加えて混ぜ、2等分して1cm厚さの円形にまとめ、焼きのりを両面に貼りつける。

3. 耐熱ボウルに**2**を入れ、ふんわりとラップをかけ、電子レンジ（600W）で1分30秒加熱する。取り出して、混ぜ合わせたBをかける。

4. 器に**3**を盛り、ごまをふる。

1人分	Food value
エネルギー	170kcal
塩分	1.2g
たんぱく質	24.7g
カルシウム	78mg
ビタミンD	3.0μg

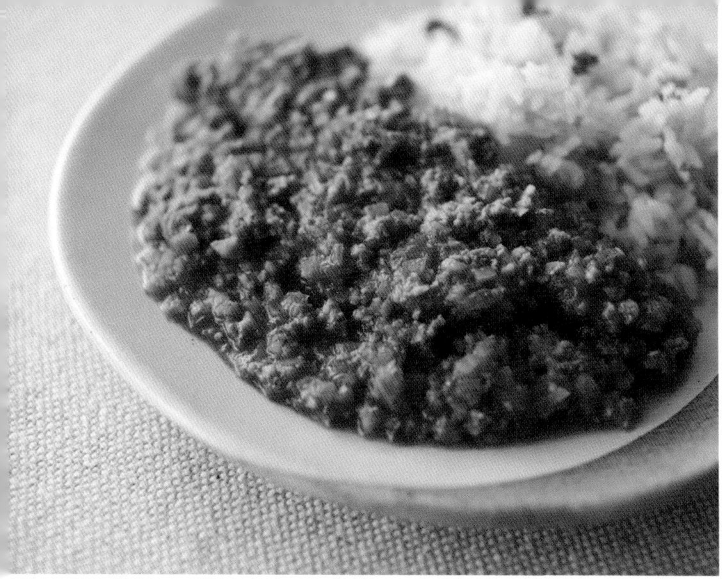

キーマカレー

材料（1人分）

- **鶏むねひき肉**……70g
- 玉ねぎ……½個(100g)
- A **サバそぼろ**……大さじ2
  - または**しいたけ醤**……大さじ3
  - （作り方P.31）
  - カレールウ(フレーク)*……大さじ2(20g)
- 水……120mℓ
- ごはん(玄米など好みのもの)……茶わん1杯分(150g)
- パセリ(みじん切り)……適量

＊固形ルウの場合は20gを刻む。

作り方

1. 玉ねぎはみじん切りにする。

2. 耐熱ボウルにひき肉と玉ねぎ、Aを入れて混ぜ、分量の水を注ぐ。ふんわりとラップをかけ、電子レンジ(600W)で6分加熱する。

3. 器にごはんを盛り、**2**をかけ、パセリを散らす。

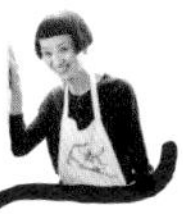

ムラカミ MEMO

さっぱりとした鶏むねひき肉は食欲がなくても食べやすいもの。好みで合いびき肉や豚ひき肉でバリエーションを楽しんでも。

Food value

レタスのひき肉炒め	1人分	キーマカレー
256kcal	エネルギー	521kcal
1.8g	塩分	2.4g
23.7g	たんぱく質	28.1g
106mg	カルシウム	125mg
3.0μg	ビタミンD	3.0μg

レタスのひき肉炒め

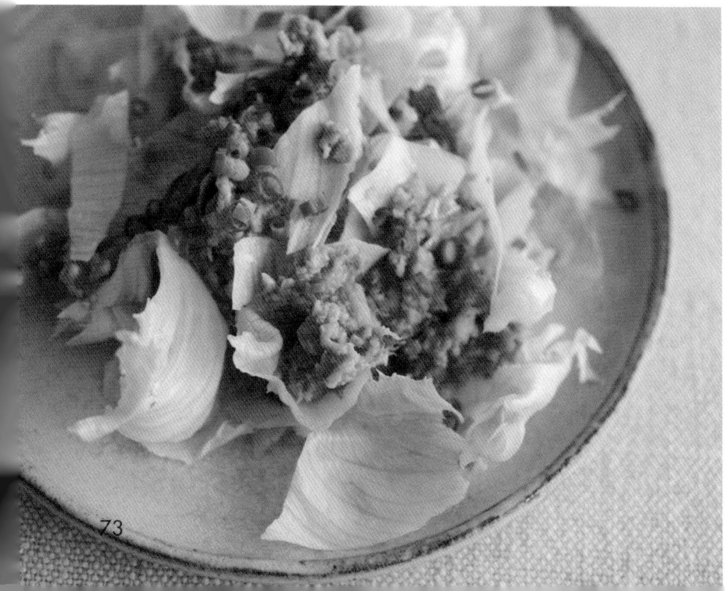

材料（1人分）

- **鶏むねひき肉**……80g
- レタス……½個(100g)
- A **サバそぼろ**……大さじ2
  - または**しいたけ醤**……大さじ3
  - （作り方P.31）
  - 砂糖……大さじ1
  - みそ……小さじ2
  - 片栗粉、ごま油……各小さじ1
  - 豆板醤……小さじ½
  - 水……大さじ2
- 万能ねぎ(小口切り)……適量

作り方

1. レタスはひと口大にちぎる。耐熱ボウルにAを入れて混ぜ、ひき肉を加えて混ぜる。ふんわりとラップをかけ、電子レンジ(600W)で4分加熱する。

2. 取り出してレタスを加えて混ぜる。器に盛り、万能ねぎを散らす。

魚の油で血液サラサラ！
高血圧、脂質異常症の改善、
脳血流アップにも

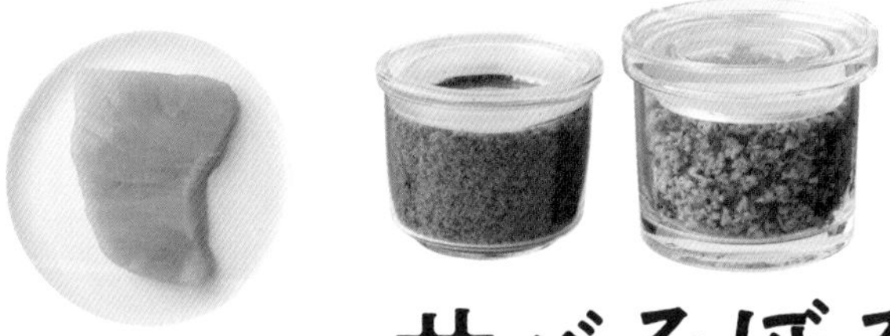

カジキ＋サバそぼろ または しいたけ醤

材料（1人分）

- **カジキ**……1切れ（70g）
- ブロッコリー……½個（100g）
- A **サバそぼろ**……大さじ2
  - または**しいたけ醤**……大さじ3
  - （作り方P.31）
  - 砂糖、しょうゆ、酒……各小さじ2
  - ラー油……小さじ1

1人分	Food value
エネルギー	243kcal
塩分	2.1g
たんぱく質	25.9g
カルシウム	116mg
ビタミンD	11.0μg

作り方

1. ブロッコリーは小房に分ける。

2. 耐熱ボウルにAを入れて混ぜ、カジキを加えてからめ、**1**をのせる。

3. ふんわりとラップをかけ、電子レンジ（600W）で3分加熱する。取り出して、カジキとブロッコリーを器に盛り、ボウルに残ったたれをかける。

カジキのピリ辛煮

ムラカミ MEMO

魚介の不飽和脂肪酸DHAやEPAは、血流を促し中性脂肪をへらします。お肉のような食べごたえのカジキにピリ辛味を効かせて。

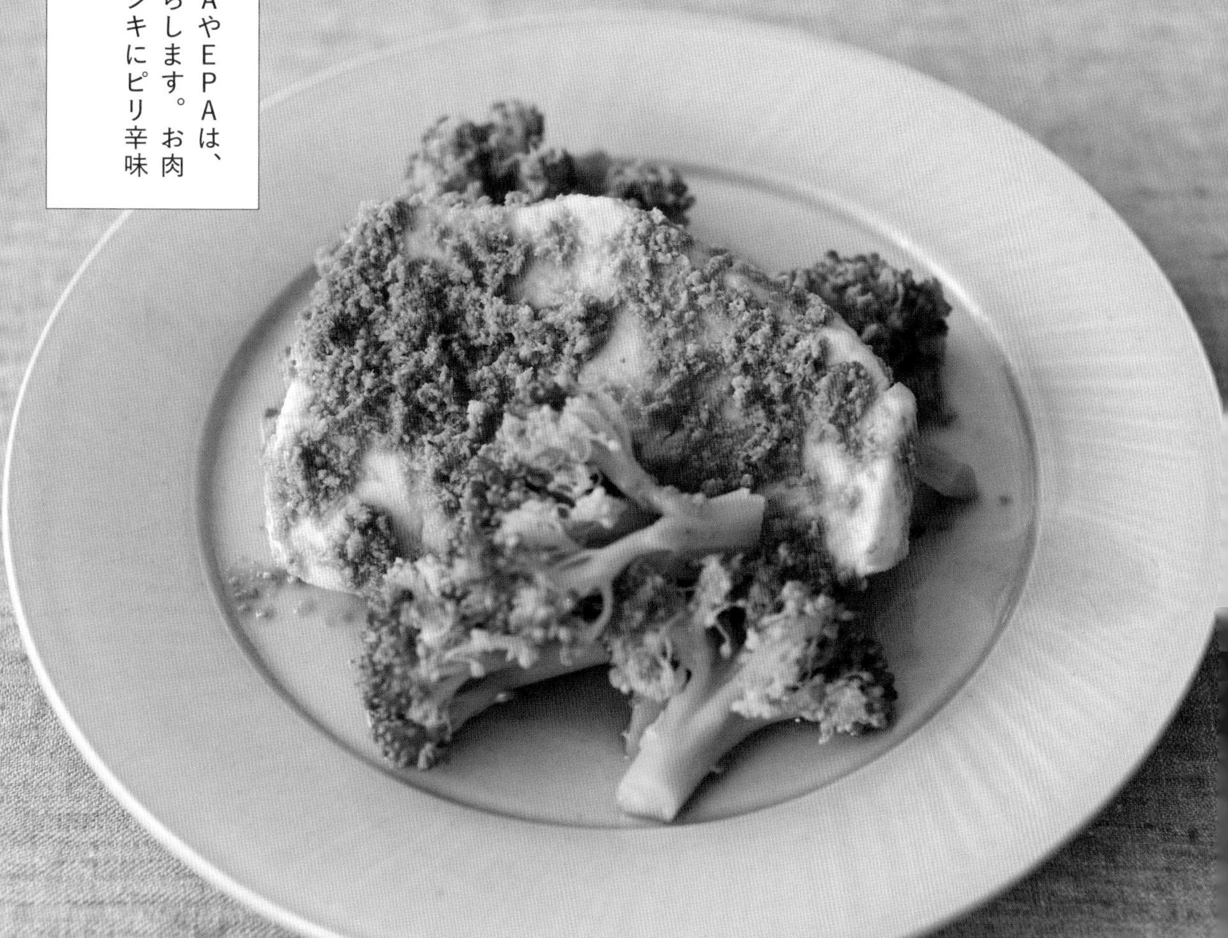

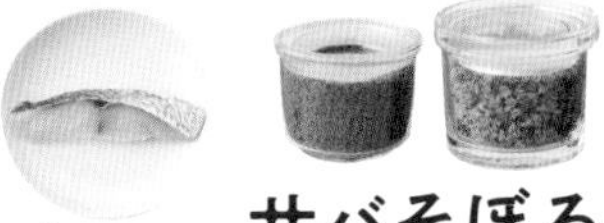

{タイ＋サバそぼろ または しいたけ醤}

ムラカミ MEMO

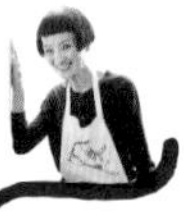

タイはDHAやEPA、抗酸化物質アスタキサンチン、コレステロール低下に役立つタウリン、ビタミンB群に富んだ優秀食材。

タイの漬け菜蒸し

材料（1人分）

タイ（三枚おろしのもの）……1切れ（70g）
塩、こしょう……各少々
A 高菜漬けまたは野沢菜漬け……30g
　サバそぼろ……大さじ2
　または**しいたけ醤**……大さじ3
　（作り方P.31）
　ごま油……小さじ1
　一味唐辛子……少々
酒……大さじ1

作り方

1. タイは、破裂防止のために皮にキッチンバサミで切り目を入れ、塩、こしょうをふる。

2. 耐熱ボウルにAを入れて混ぜ、**1**をのせて酒をかけ、ふんわりとラップをかける。

3. 電子レンジ（600W）で2分加熱し、取り出して器にタイを盛り、ボウルに残ったたれを混ぜてかける。

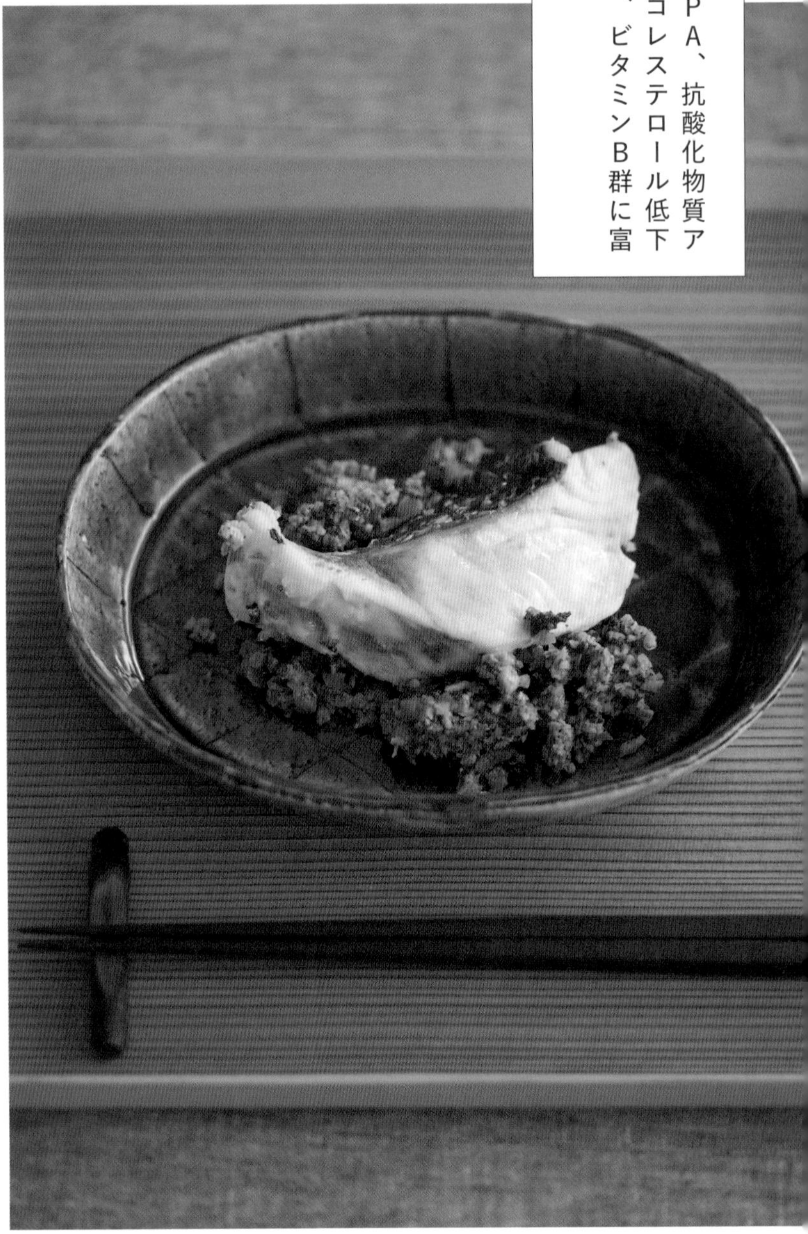

1人分	Food value
エネルギー	211kcal
塩分	2.2g
たんぱく質	19.8g
カルシウム	124mg
ビタミンD	7.0μg

ムラカミ
MEMO

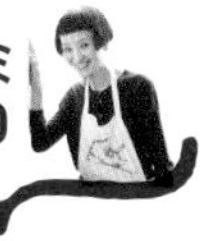

エビはお買い得のときに購入して冷凍ストック。赤い色素成分アスタキサンチンには強力な抗酸化力があり、肌のアンチエイジング効果が期待できます。

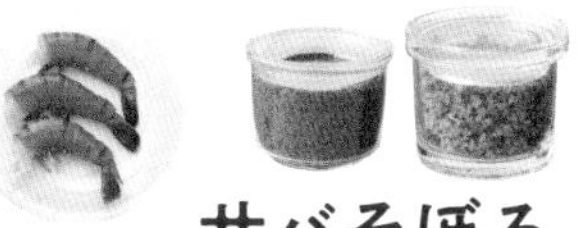

{エビ＋サバそぼろ または しいたけ醤}

エビチリ

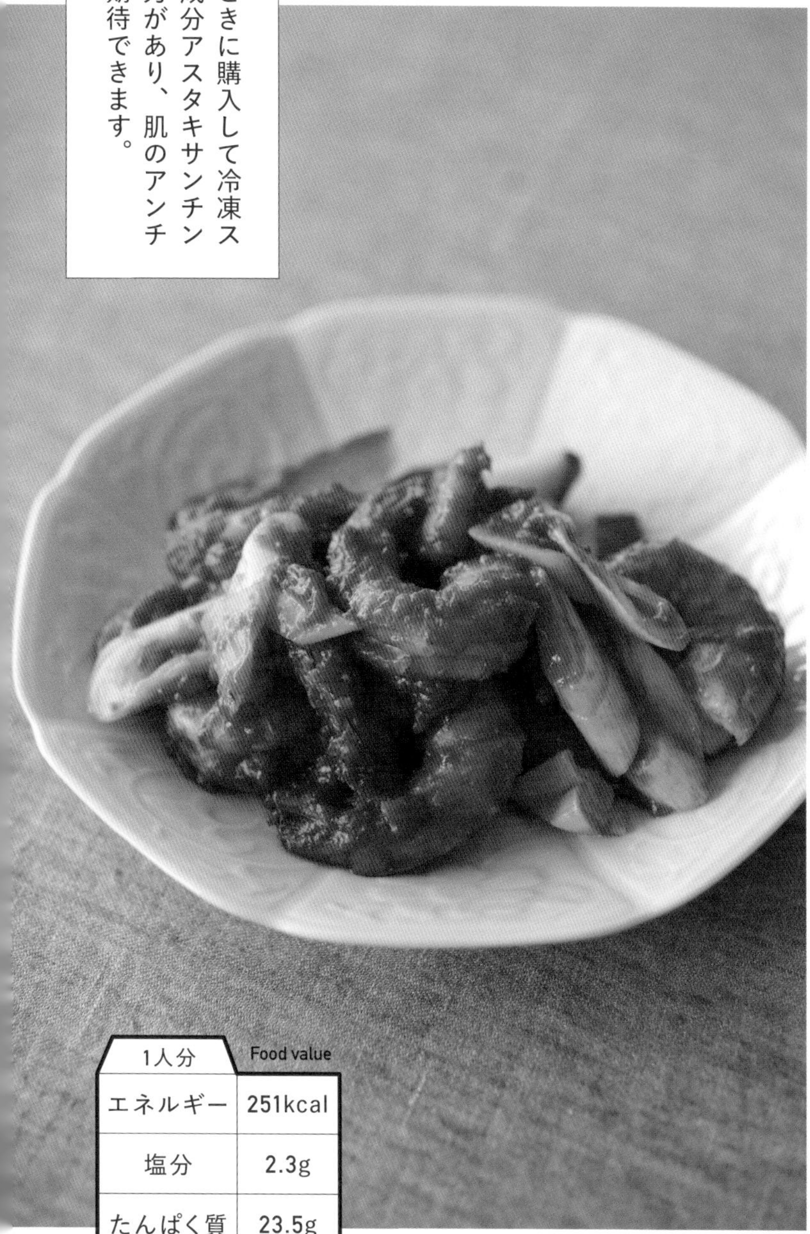

材料（1人分）

エビ……8尾（正味80g）
長ねぎ……10cm（20g）
きゅうり……½本（50g）
A トマトケチャップ……大さじ3
サバそぼろ……大さじ2
または**しいたけ醤**……大さじ3
（作り方P.31）
酒……大さじ1
ごま油……小さじ1
片栗粉……小さじ½
豆板醤またはラー油……小さじ¼

作り方

1. エビは殻の背にキッチンバサミで切り目を入れ、背わたを除き、尾は斜めに切り、足は切り落とす。長ねぎは1cm幅の斜め切り、きゅうりは乱切りにする。

2. 耐熱ボウルにAを入れて混ぜ、1のエビを加えてからめ、長ねぎをのせる。ふんわりとラップをかけ、電子レンジ（600W）で3分加熱する。

3. 器に2を盛り、1のきゅうりを添える。

1人分	Food value
エネルギー	251kcal
塩分	2.3g
たんぱく質	23.5g
カルシウム	126mg
ビタミンD	3.0μg

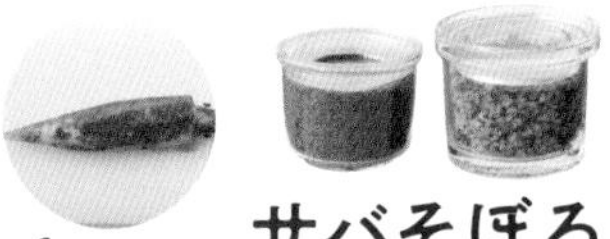

イカ＋サバそぼろ または しいたけ醤

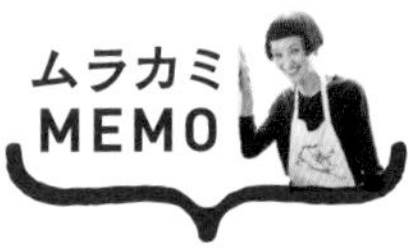

イカは低脂肪で高たんぱく、豊富なタウリンはコレステロール低下作用のほか、疲労回復効果にもすぐれています。

イカのつや煮

材料（1人分）

イカ……100g

A **サバそぼろ**……大さじ2
　または**しいたけ醤**……大さじ3
　（作り方P.31）
　砂糖、しょうゆ……各小さじ2

B 片栗粉……小さじ½
　水……小さじ1

かぼす（輪切り）……1枚

作り方

1. イカは、胴は1cm幅の輪切りにし、足は2〜3本ずつ切り離し、さらに5〜6cm長さに切る。

2. 耐熱ボウルにAを入れて混ぜ、1を加えてからめる。ふんわりとラップをかけ、電子レンジ(600W)で2分加熱する。

3. 取り出して、混ぜ合わせたBを煮汁に加えて混ぜ、余熱でとろみをつける。

4. 器に3を盛ってかぼすを添え、搾っていただく。

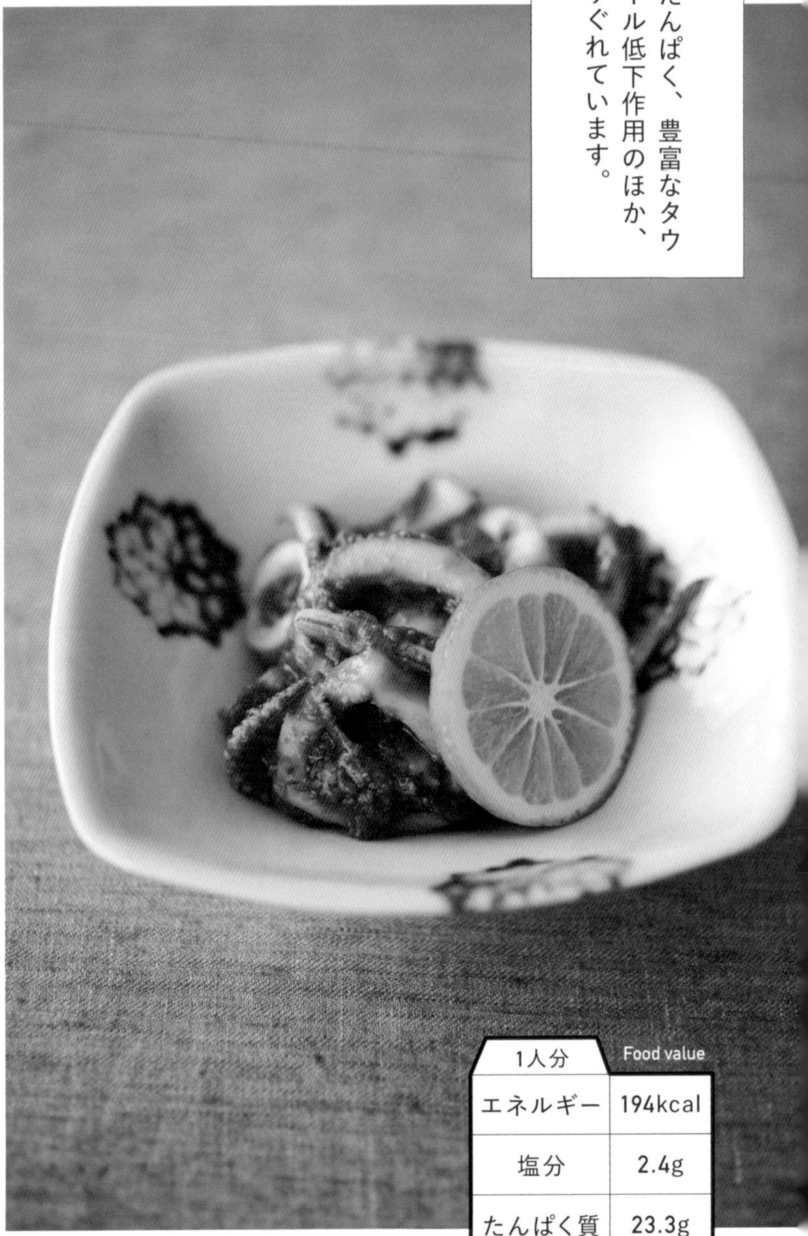

加熱したての熱々の煮汁に、水溶き片栗粉を入れて混ぜると、余熱でとろみがつけられます。

1人分 Food value

エネルギー	194kcal
塩分	2.4g
たんぱく質	23.3g
カルシウム	85mg
ビタミンD	3.0μg

ムラカミ
MEMO

ウナギにはビタミンEとD、たんぱく質が豊富に含まれています。ミネラルたっぷりの春菊と合わせて栄養バランスのよいのっけごはんに仕立てました。

ウナギのかば焼きごはん

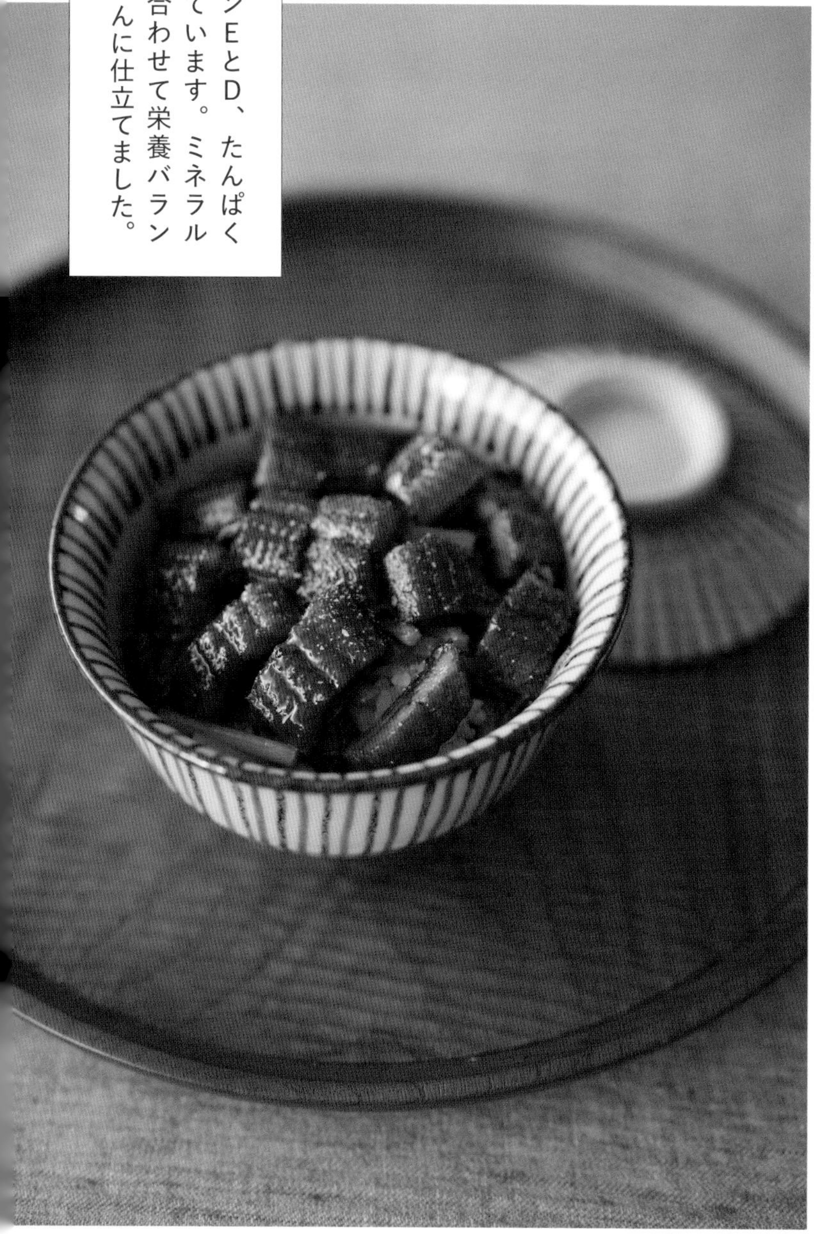

材料（1人分）

ごはん（玄米など好みのもの）……茶わん1杯分(150g)

ウナギのかば焼き（市販品）……1パック(80g)

かば焼きのたれ（添付のもの）……1人分

春菊……3～4株(100g)

粉山椒（好みで）……適量

作り方

1. 春菊は耐熱ポリ袋に入れ、口は開けたまま耐熱ボウルに入れ、ラップをかけずに電子レンジ(600W)で1分30秒加熱する。水にとって水気を絞り、3cm長さに切る。

2. ウナギはひと口大に切る。耐熱ボウルに並べてたれをかけ、ラップをかけて電子レンジ(600W)で40秒加熱する。

3. 器にごはんを盛り、**1**、**2**をのせ、好みで粉山椒をふる。

1人分	Food value
エネルギー	508kcal
塩分	1.2g
たんぱく質	24.5g
カルシウム	245mg
ビタミンD	15.0μg

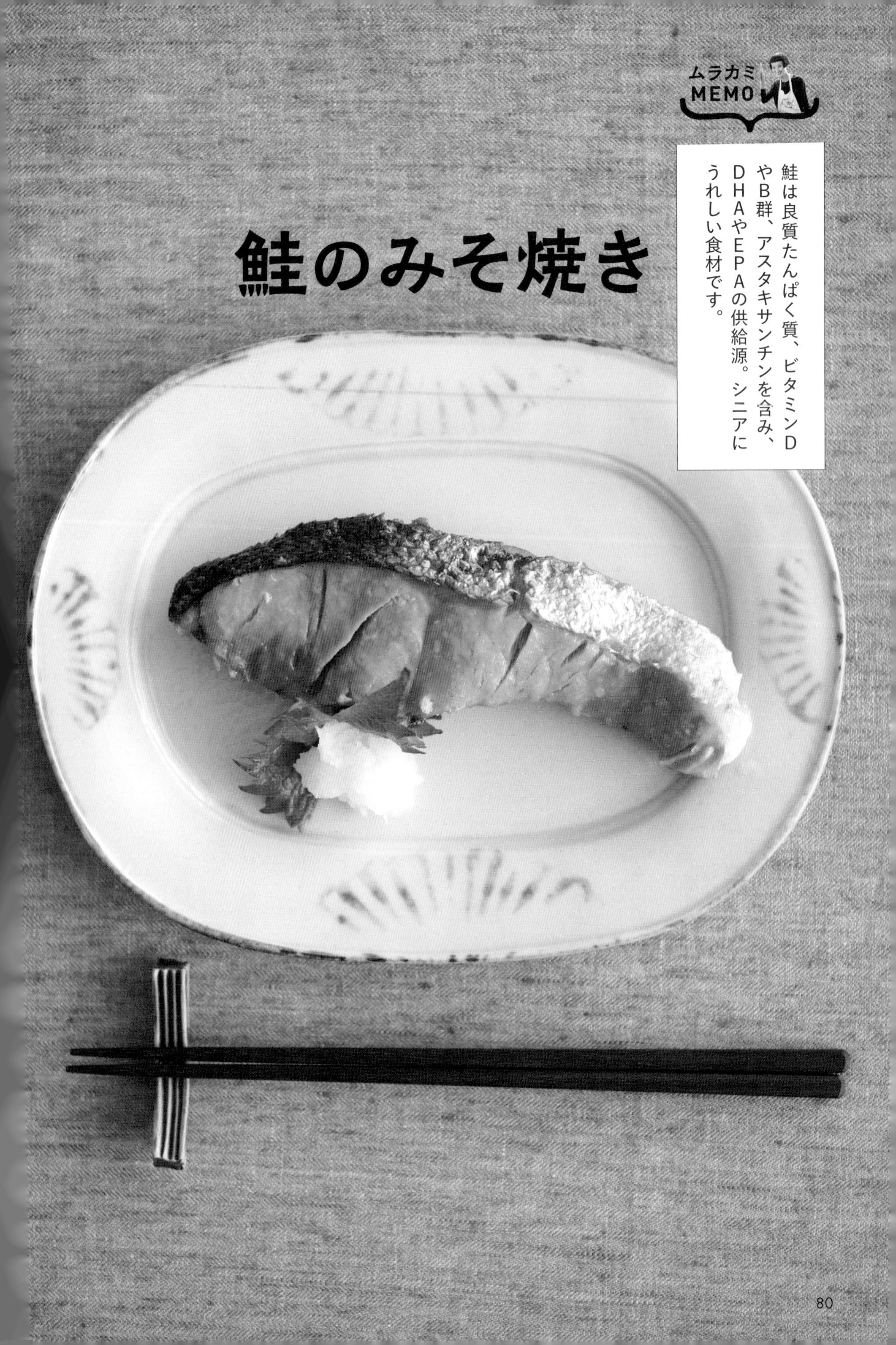

鮭のみそ焼き

ムラカミMEMO

鮭は良質たんぱく質、ビタミンDやB群、アスタキサンチンを含み、DHAやEPAの供給源。シニアにうれしい食材です。

材料（1人分）

甘塩鮭 …… 1切れ(100g)
A 砂糖、みそ …… 各小さじ2
　酒 …… 小さじ1
サラダ油 …… 少々
青じそ …… 1枚
大根おろし …… 50g

作り方

1. 20cm四方のラップの中央に混ぜ合わせたAを½量広げ、鮭をのせて残りのAをかけ、ラップで包んで10分おく。

2. ラップを開き、破裂防止のためにキッチンバサミで皮に切り目を入れる。ペーパータオルでAをふき取る。

3. 20cm四方のクッキングシートの中央に**2**をのせ、身と皮にサラダ油を塗る。クッキングシートの手前と向こう側を持ち上げて、中央でねじる。両端もそれぞれねじって舟形にする。

4. 耐熱ボウルに**3**をのせ、ラップはかけずに電子レンジ（600W）で2分加熱する。取り出してクッキングシートをはずして器に盛り、青じそと大根おろしを添える。

1人分	Food value
エネルギー	193kcal
塩分	1.5g
たんぱく質	24.1g
カルシウム	40mg
ビタミンD	32.0μg

加熱中に破裂しないように、皮に切り目を入れます。

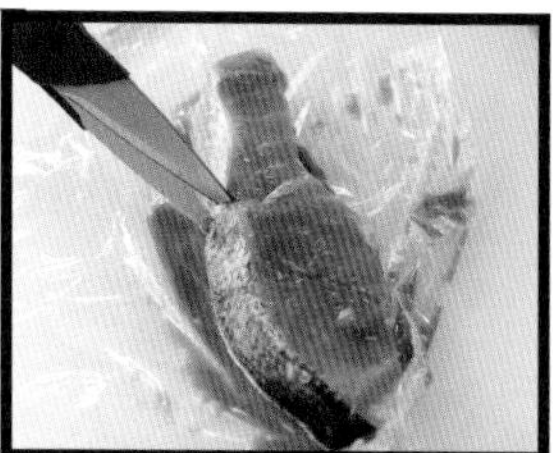

身と皮に薄くサラダ油を塗ると、電子レンジでもこんがりと焼き色がつきます。

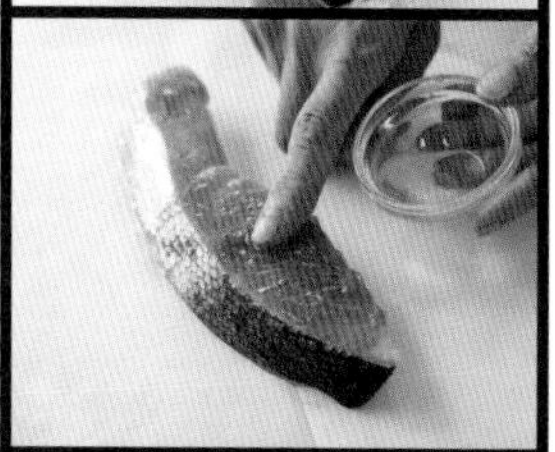

クッキングシートの四隅をねじって舟形に。蒸気の抜け道ができて、鮭が水っぽくなりません。

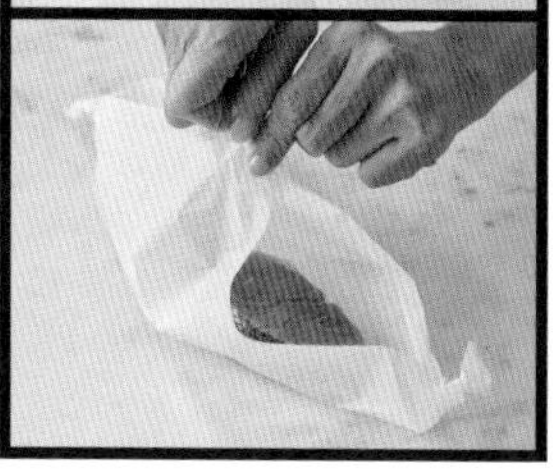

column 3

炭水化物は筋肉作りに絶対必要

筋肉作りを助ける大切な栄養素として、炭水化物（糖質）を忘れてはなりません。

人は起きていても寝ていてもエネルギーを使っており、エネルギー源は炭水化物（糖質）です。人間の体は食事で摂取した糖質を分解して筋肉や肝臓で貯蔵し、必要に応じてエネルギー源として消費できるようになっています。

貯蔵してある糖質は、睡眠中にほとんど消費されます。朝食を食べずに糖質が不足したまま活動すると、脳は蓄えていたたんぱく質を分解してエネルギーを作り出す指令を出します。本来は、筋肉を作るために蓄えていたたんぱく質を使ってしまうので、これでは筋肉作りがしにくくなります。

つまり、効率よく筋肉量をふやすには、適量のたんぱく質を摂取して筋肉の維持と新しい筋肉のための蓄えをすることが肝心なのです。そして蓄えたたんぱく質を無駄使いしないために、炭水化物（糖質）もきちんととるという2段構えの対処が必要といえます。

炭水化物（糖質）は一度に大量にとると、血糖値が急激に上昇して、血管を傷めたり糖尿病の原因になったりします。主食として1日3食に分けてとるのが理想的です。

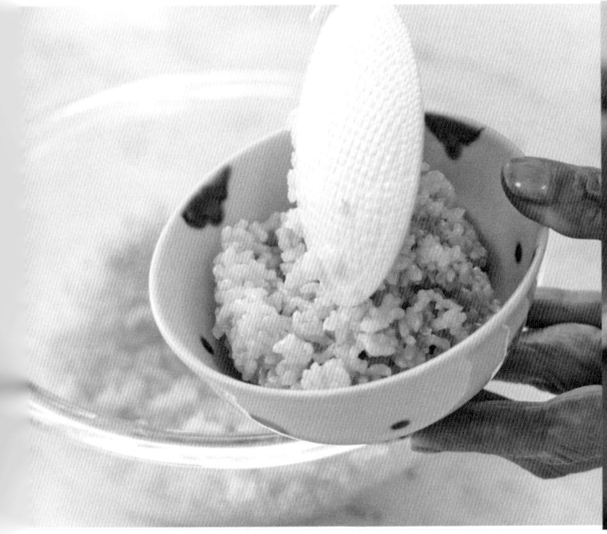

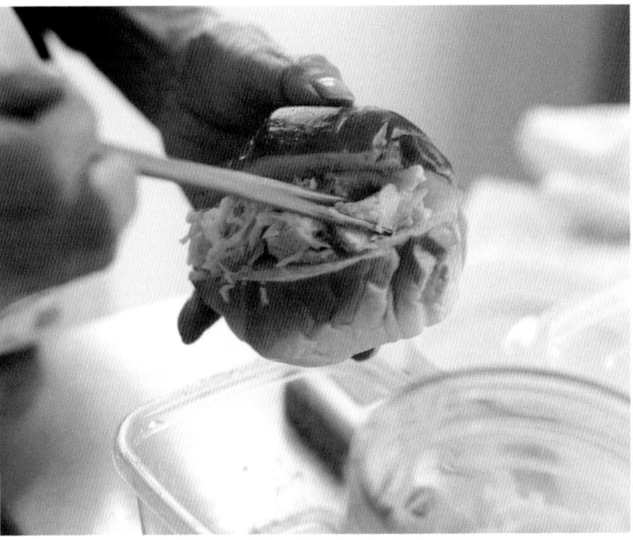

1食分はこれくらい

主食は炭水化物の大切な供給源です。1日3食、必ず主食をとることで、筋肉作りをサポート！

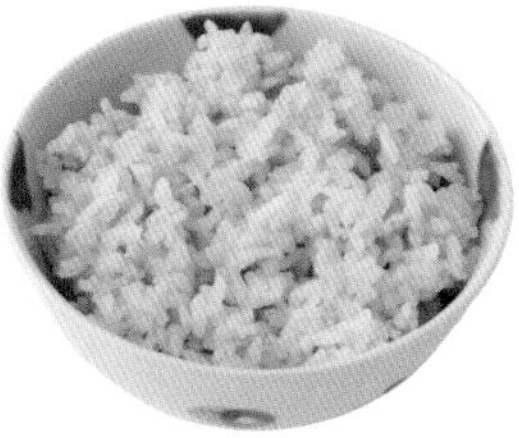

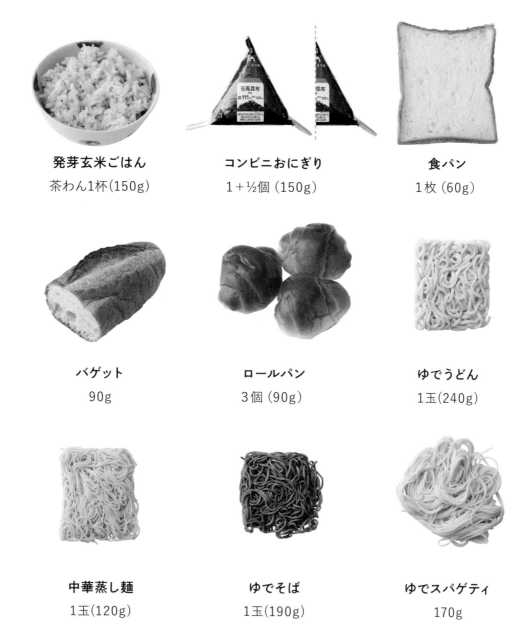

発芽玄米ごはん

茶わん1杯(150g)

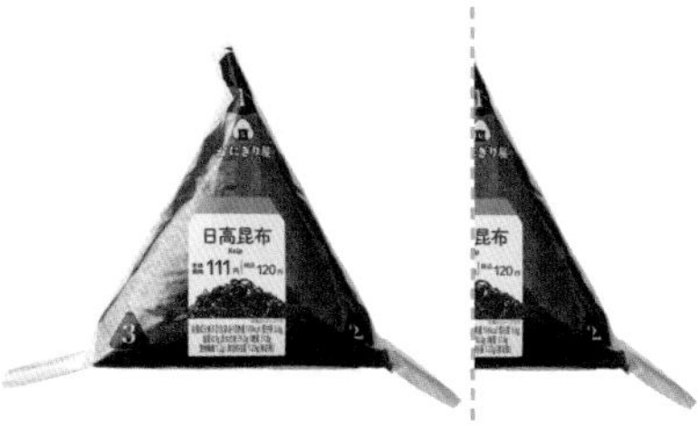

コンビニおにぎり

1＋½個 (150g)

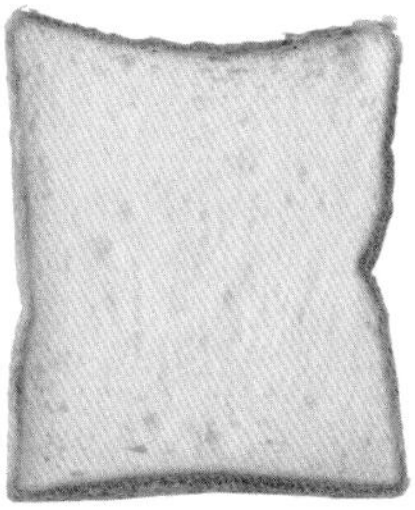

食パン

1枚 (60g)

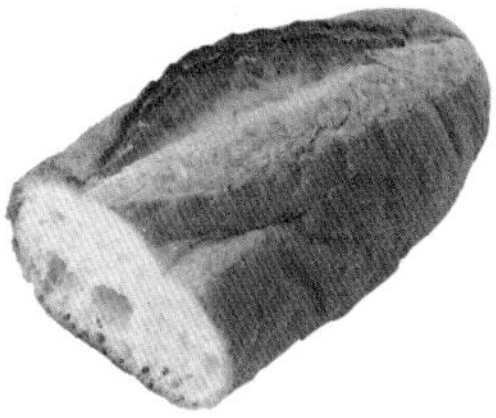

バゲット

90g

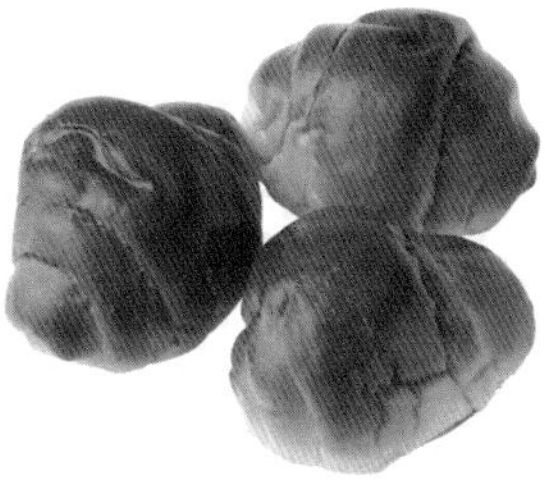

ロールパン

3個 (90g)

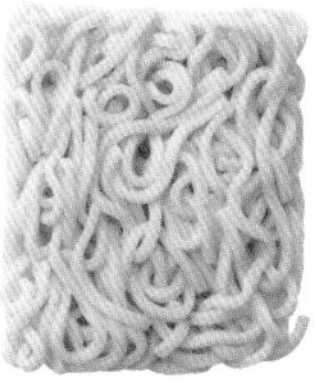

ゆでうどん

1玉(240g)

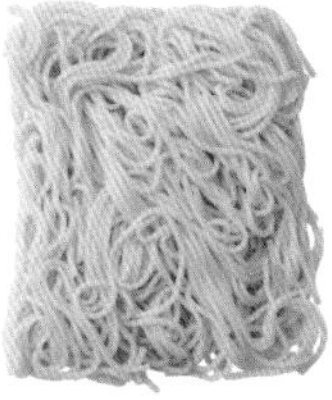

中華蒸し麺

1玉(120g)

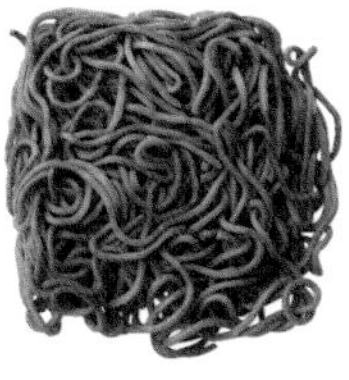

ゆでそば

1玉(190g)

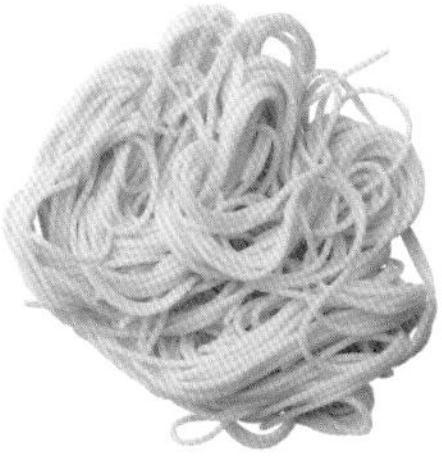

ゆでスパゲティ

170g

米1合炊きは電子レンジにおまかせ

ごはんを炊き忘れたときに重宝するのが、電子レンジ炊飯。発芽玄米でも白米でも、浸水が必要ないので大幅に時短できます。

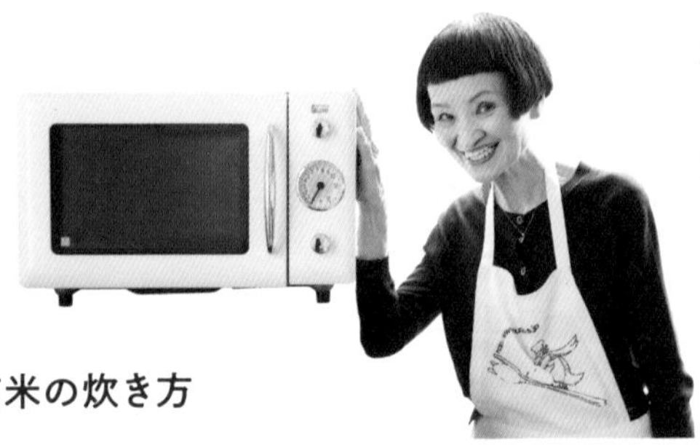

発芽玄米の炊き方

材料（2人分）

発芽玄米 …………… 1合（150g）

水 …………………… 1.3合（260㎖）

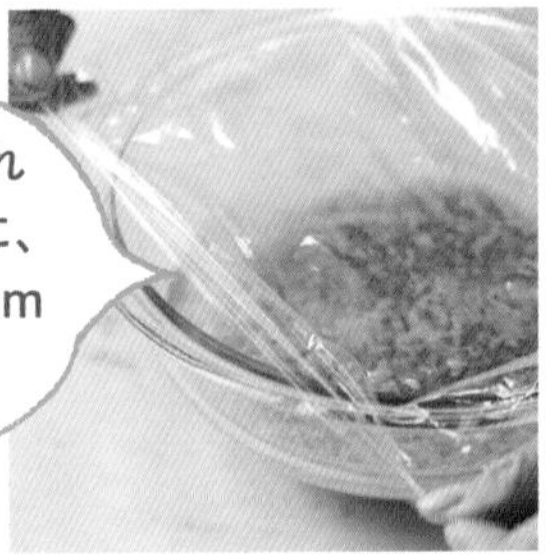

1.
米は洗って水気をきる。耐熱ボウル(直径22cm)に米と分量の水を入れ、両端を5mmずつあけてラップをかける。

ふきこぼれないように、両端を5mmあけて！

2.
電子レンジ(600W)で5〜6分加熱する。セットした時間が残っていても、沸騰してきたら弱（150〜200W)または解凍キーに切り替え、12分加熱する。タイマーが切れたら、600Wでさらに1分加熱する。

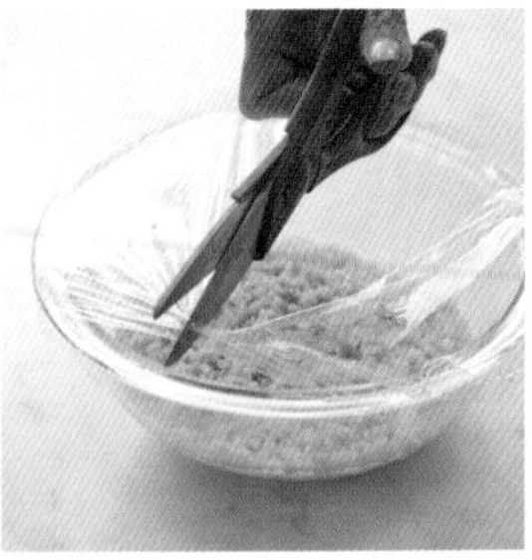

3.
取り出してラップをはずす。蒸気が熱いので、ラップはキッチンバサミで切る。

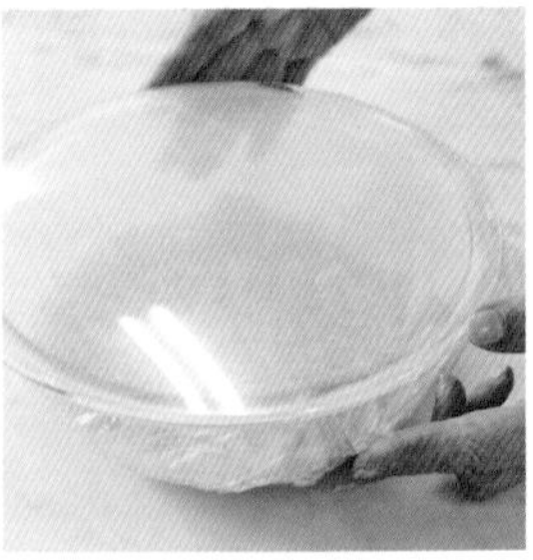

4.
ラップを全体にかぶせ、10分蒸らす（ボウルの底にたまった水分で蒸らすため）。

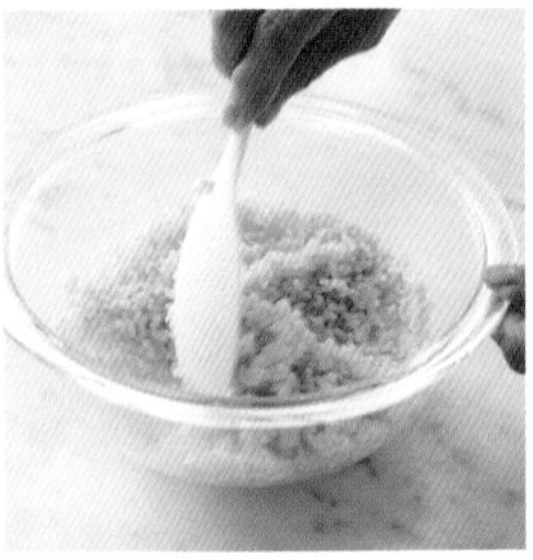

5.
ラップをはずし、全体を混ぜる。

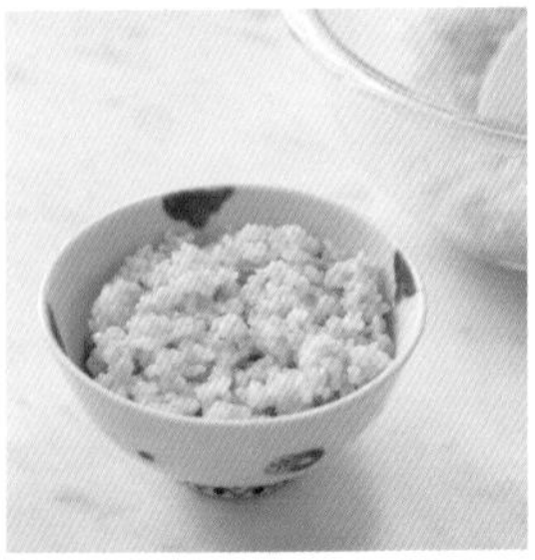

6.
できあがり！

※白米の場合は炊き方1〜3と同様にしてほぐせばOK。
蒸らす時間は必要ありません。

※ごはんは耐熱容器に150gずつ小分けにしてふたをし冷凍保存可能。
凍ったまま電子レンジ（600W）で3分加熱すると、
さらにおいしくなります。

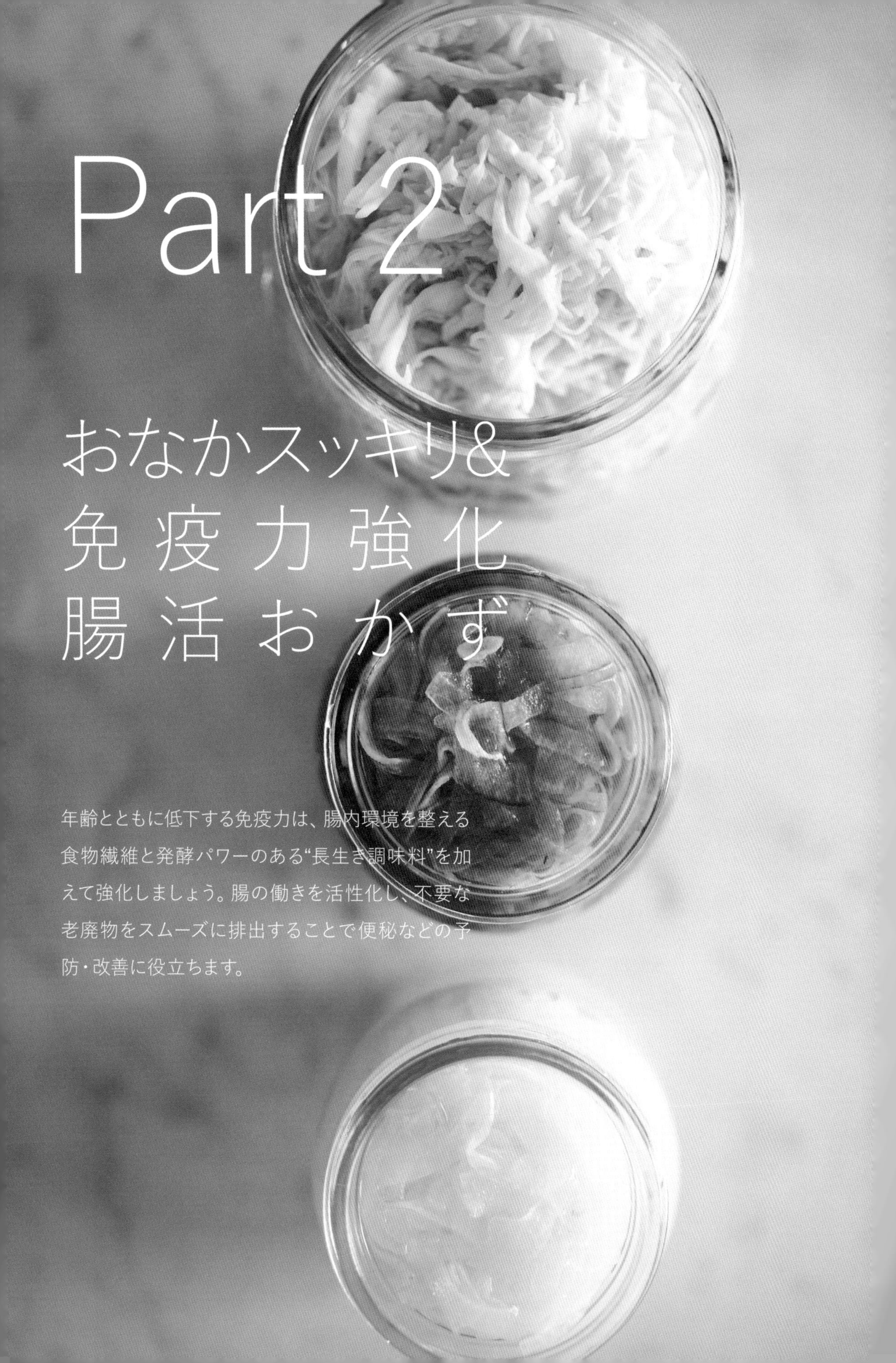

Part 2

おなかスッキリ&免疫力強化腸活おかず

年齢とともに低下する免疫力は、腸内環境を整える食物繊維と発酵パワーのある“長生き調味料”を加えて強化しましょう。腸の働きを活性化し、不要な老廃物をスムーズに排出することで便秘などの予防・改善に役立ちます。

腸内環境を整えることは、便秘や下痢などのおなかの不調を改善し、感染症から体を守る免疫機能向上につながります。食物繊維の1日の必要量(成人)は18〜20gですが、今の日本人は足りていないのが現状です。1日に野菜350gをとれば、健康に生活するために欠かせないビタミン、ミネラル、食物繊維などを完全に充足できることがわかっています。腸内環境をサポートする成分が豊富な**【長生き調味料】**のにんたまジャム、**酢玉ねぎ、酢キャベツ**を一緒にとることで、腸活効果が倍増します。

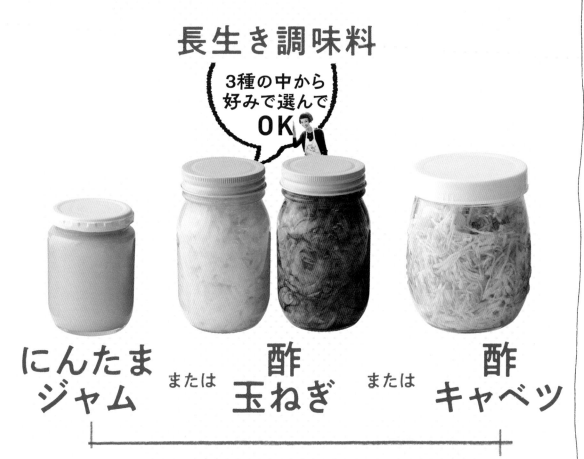

長生き調味料

3種の中から
好みで選んで
OK

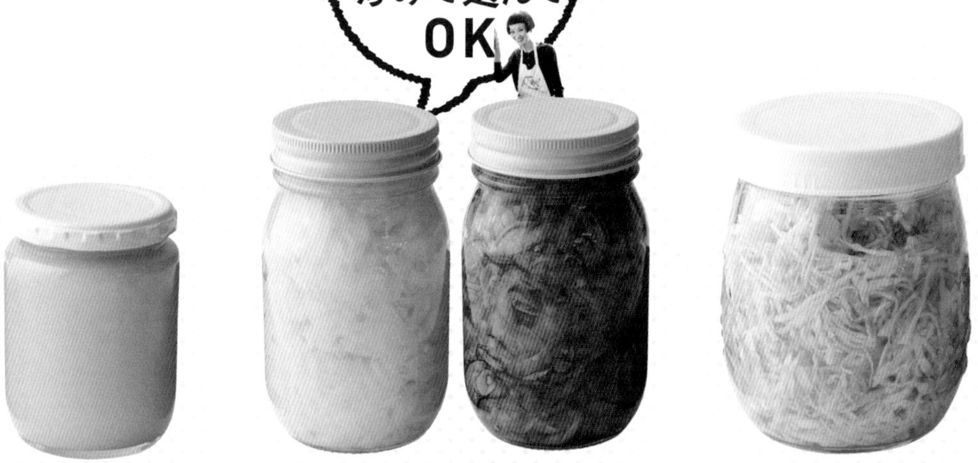

にんたまジャム または **酢玉ねぎ** または **酢キャベツ**

✓ 腸の善玉菌の餌になるオリゴ糖

✓ 酢の発酵パワーで腸活

✓ 酢の主成分、酢酸で腸の酸性度が上昇
⇒善玉菌の活動力がアップ

✓ キャベツの成分で胃粘膜を保護

※にんたまジャム、酢玉ねぎ、酢キャベツの作り方はP.21。

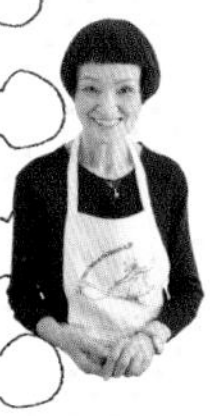

方程式《ムラカミ》③

腸活おかず＝

野菜

いも類

海藻

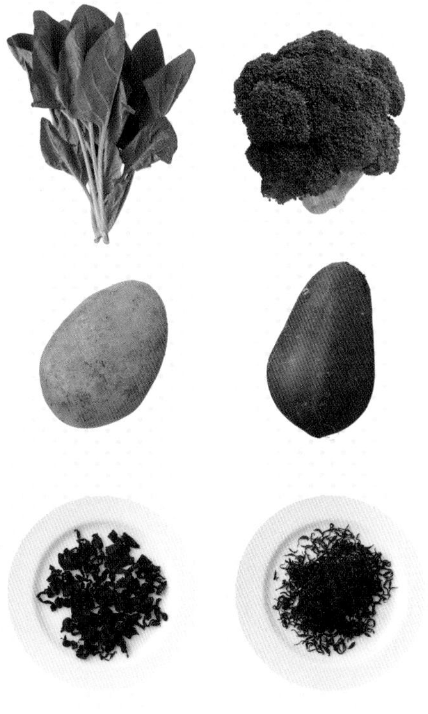

＋

食物繊維

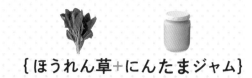

{ほうれん草+にんたまジャム}

ほうれん草のおひたし

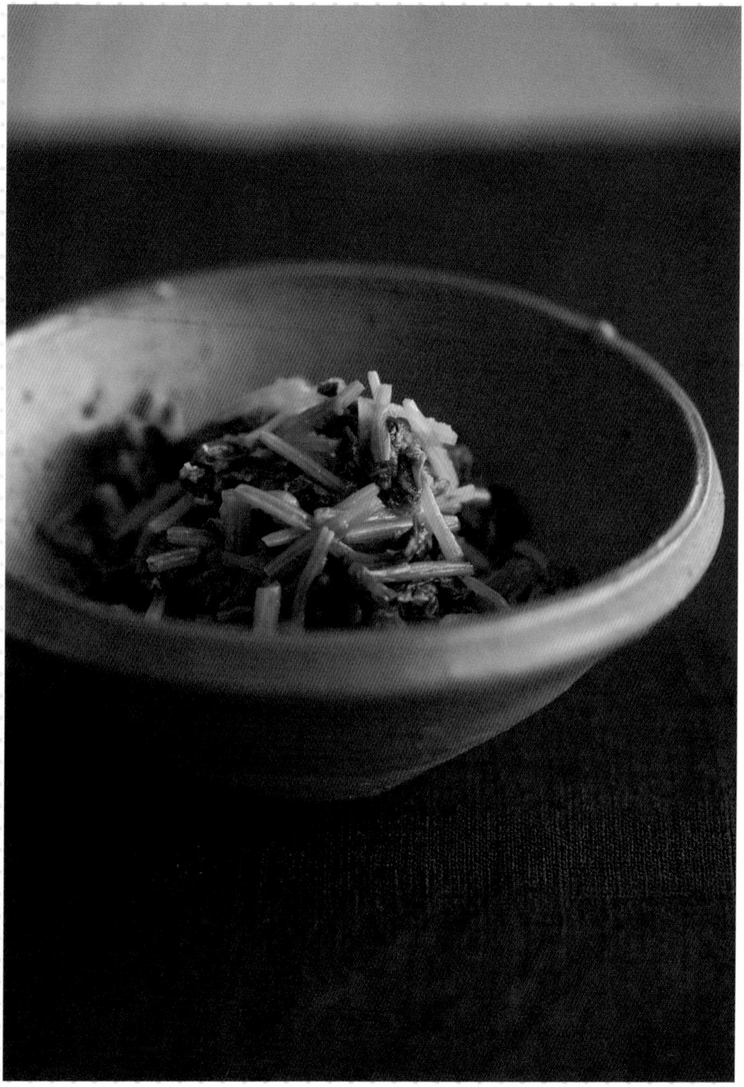

材料(1人分)

ほうれん草*……………3株(100g)

A **にんたまジャム**(作り方P.21)……………小さじ1

　しょうゆ……………小さじ½

削り節……………小1パック(2.5〜3g)

＊小松菜、春菊、ケールなどでもよい。

作り方

1. ほうれん草は耐熱ポリ袋に入れ、口を開けたまま耐熱ボウルに入れ、ラップをかけずに電子レンジ(600W)で2分加熱する。水にとって水気を絞り、2cm長さに切る。葉の部分は幅が広いので1cm幅に切る。

2. ボウルにAを入れて混ぜ、**1**を加えてあえ、削り節をふって混ぜる。

1人分	Food value
エネルギー	55kcal
塩分	0.5g
たんぱく質	7.7g
カルシウム	53mg
ビタミンD	0μg
食物繊維	2.8g

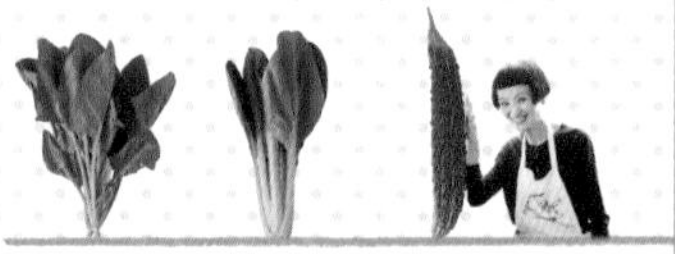

緑の野菜の栄養
VEGETABLES

青菜、ゴーヤ、にらなど緑色の野菜の色素成分クロロフィル。野菜にはマグネシウムと一緒に含まれており、体内に入るとカルシウムの濃度をコントロールしてくれます。血液の流れをよくしてうっ血を改善したり、血栓や動脈硬化を予防する効果と関連があると期待されています。また、健康を維持するのに必要な、300種以上の体内での酵素反応を助けてくれます。

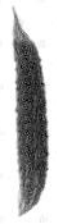
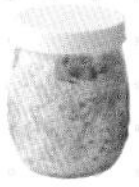

{ゴーヤ+酢キャベツ}

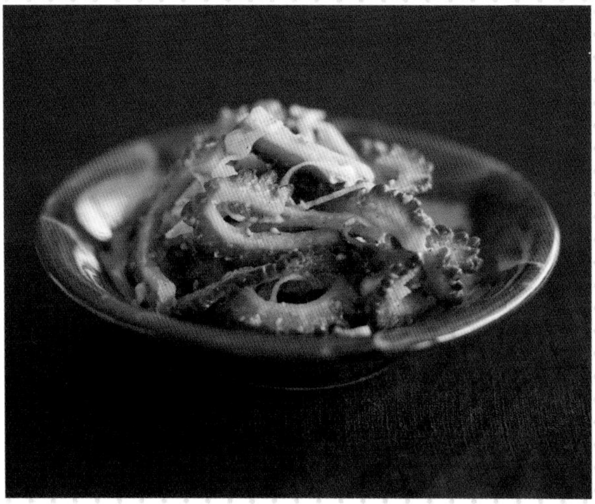

ゴーヤのごまあえ

材料（1人分）

ゴーヤ	½本(100g)
酢キャベツ（作り方P.21）	大さじ1
A すり白ごま	大さじ1
砂糖、しょうゆ	各小さじ1

作り方

1. ゴーヤは3mm厚さの薄切りにする。

2. 耐熱ボウルに**1**を入れ、ふんわりとラップをかけて電子レンジ（600W）で1分30秒加熱する。取り出して水にとり、すぐにざるに上げて水気をきる。

3. ボウルに**2**、酢キャベツを入れて混ぜ、Aを加えてあえる。

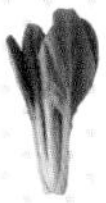
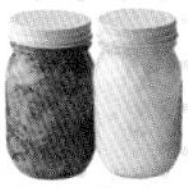

{小松菜+酢玉ねぎ}

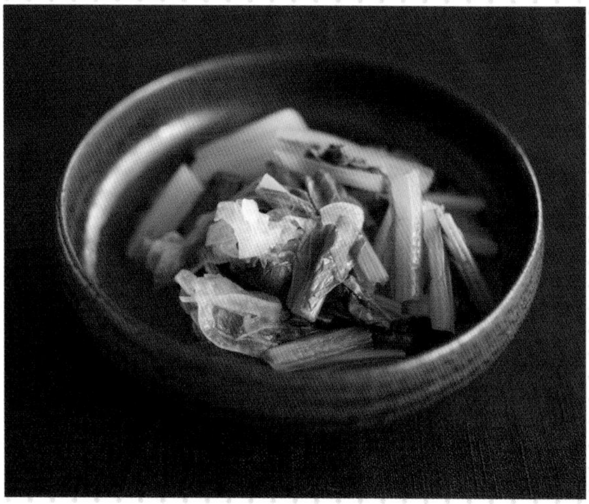

小松菜の煮びたし

材料（1人分）

小松菜	3～4株(100g)
A **酢玉ねぎ**（作り方P.21）、水	各大さじ1
しょうゆ	小さじ1

作り方

1. 小松菜は3～4cm長さに切る。

2. 耐熱ボウルに Aを入れ、**1**を加える。

3. ふんわりとラップをかけ、電子レンジ（600W）で1分30秒加熱する。取り出して混ぜる。

Food value

ゴーヤのごまあえ	1人分	小松菜の煮びたし
76kcal	エネルギー	26kcal
1.0g	塩分	1.0g
2.8g	たんぱく質	2.0g
92mg	カルシウム	172mg
0μg	ビタミンD	0μg
3.6g	食物繊維	2.0g

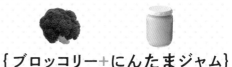

{ブロッコリー+にんたまジャム}

ブロッコリーのふりかけサラダ

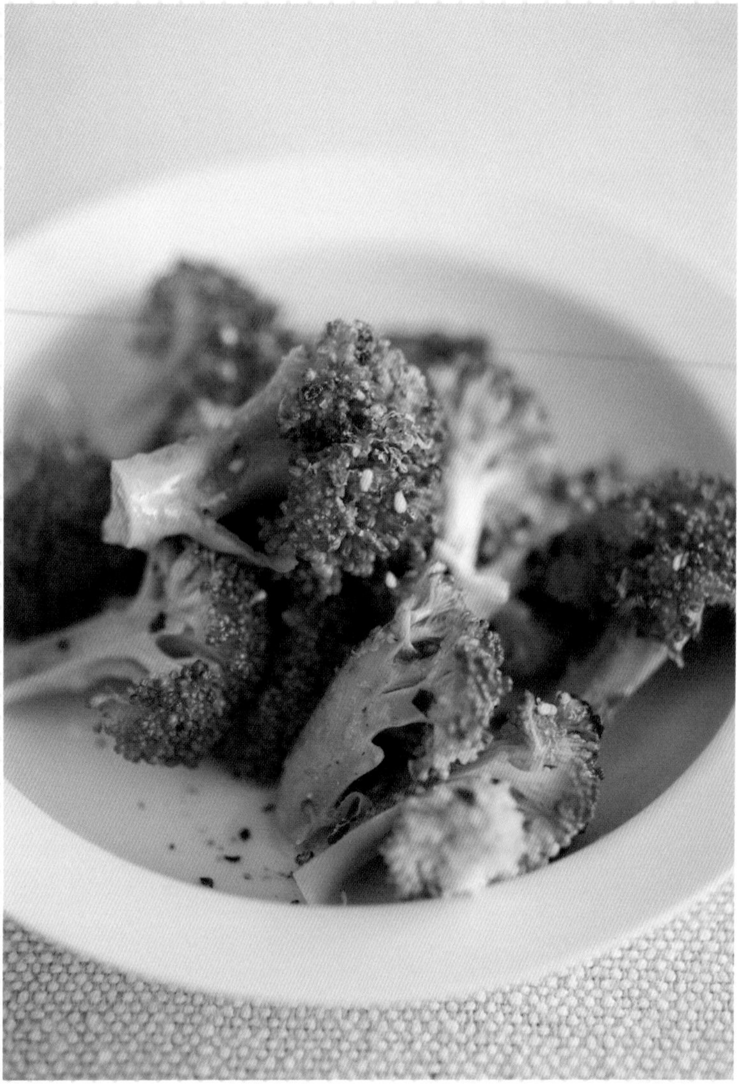

材料（1人分）

ブロッコリー……½個(100g)

A **にんたまジャム**(作り方P.21)、
酢またはワインビネガー、
サラダ油またはオリーブオイル
……各小さじ1
こしょう……少々

ふりかけ(好みのもの*)……大さじ1

＊梅とろろ昆布味のふりかけを使用。

作り方

1. ブロッコリーは小房に分ける。耐熱ボウルに入れ、水大さじ1(分量外)をかけて、ふんわりとラップをかける。

2. 電子レンジ(600W)で2分加熱し、取り出して水にとり、すぐにざるに上げて水気をきる。

3. ボウルにA、2を入れて混ぜる。器に盛り、ふりかけをかける。

1人分	Food value
エネルギー	92kcal
塩分	0.5g
たんぱく質	6.7g
カルシウム	69mg
ビタミンD	1.0μg
食物繊維	4.4g

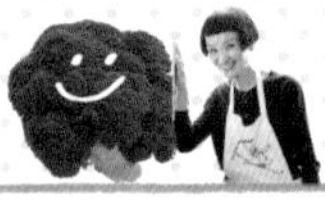

ブロッコリーの栄養
BROCCOLI

アブラナ科特有のイソチオシアネートには、がん予防、老化防止などの効果が期待されます。ビタミンCはほうれん草の約4倍含まれ、ウイルスに対する抵抗力を高める効果があります。疲労回復効果のあるビタミンB_1も豊富。

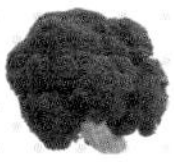
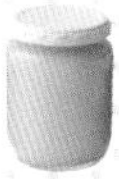

{ブロッコリー+にんたまジャム}

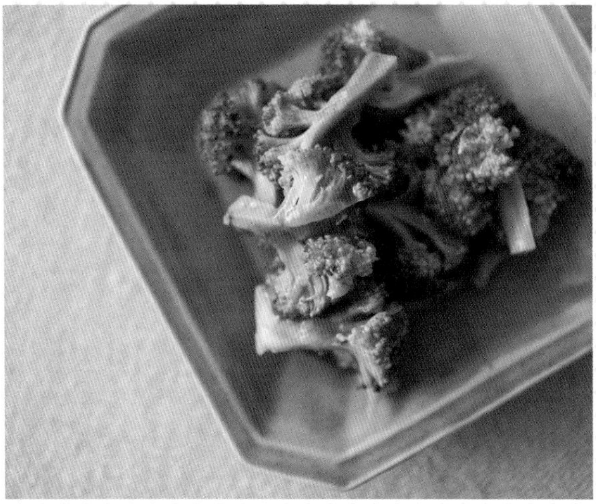

ブロッコリーのピリ辛あえ

材料（1人分）

ブロッコリー ……… ½個(100g)
A **にんたまジャム**(作り方P.21) 小さじ1
　しょうゆ、ラー油 ……… 各小さじ1
粗びき黒こしょう ……… 少々

作り方

1. ブロッコリーは小房に分け、耐熱ボウルに入れ、水大さじ1(分量外)をかける。

2. ふんわりとラップをかけ、電子レンジ(600W)で2分加熱する。取り出して水にとり、ざるに上げて水気をきる。

3. ボウルにA、**2**を入れて混ぜ、器に盛り、粗びき黒こしょうをふる。

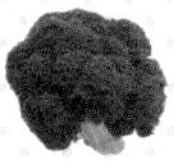
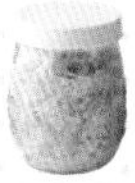

{ブロッコリー+酢キャベツ}

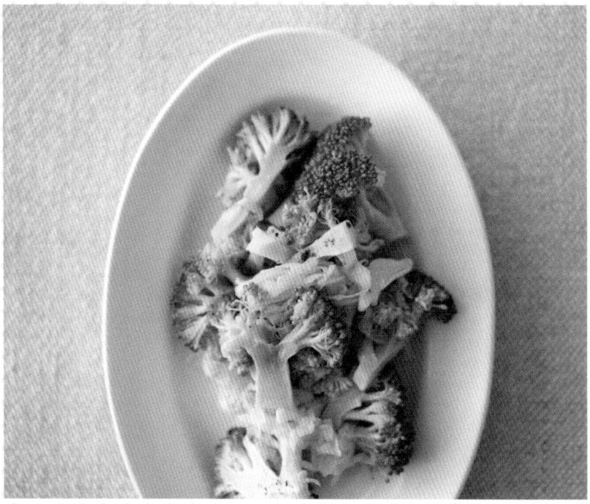

ブロッコリーと酢キャベツのソテー

材料（1人分）

ブロッコリー ……… ½個(100g)
A **酢キャベツ**(作り方P.21) … 大さじ2
　ごま油 ……… 小さじ1
　塩、こしょう ……… 各少々

作り方

1. ブロッコリーは小房に分ける。

2. 耐熱ボウルにA、**1**を入れて混ぜる。

3. ふんわりとラップをかけ、電子レンジ(600W)で2分加熱する。取り出して混ぜる。

Food value

ブロッコリーのピリ辛あえ	1人分	ブロッコリーと酢キャベツのソテー
82kcal	エネルギー	84kcal
1.0g	塩分	1.3g
4.8g	たんぱく質	4.5g
40mg	カルシウム	45mg
0μg	ビタミンD	0μg
4.5g	食物繊維	4.7g

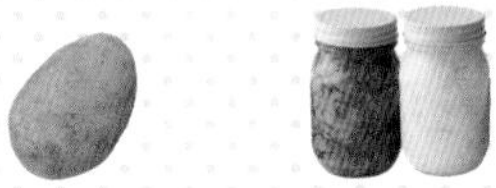

{じゃがいも+酢玉ねぎ}

ポテトサラダ

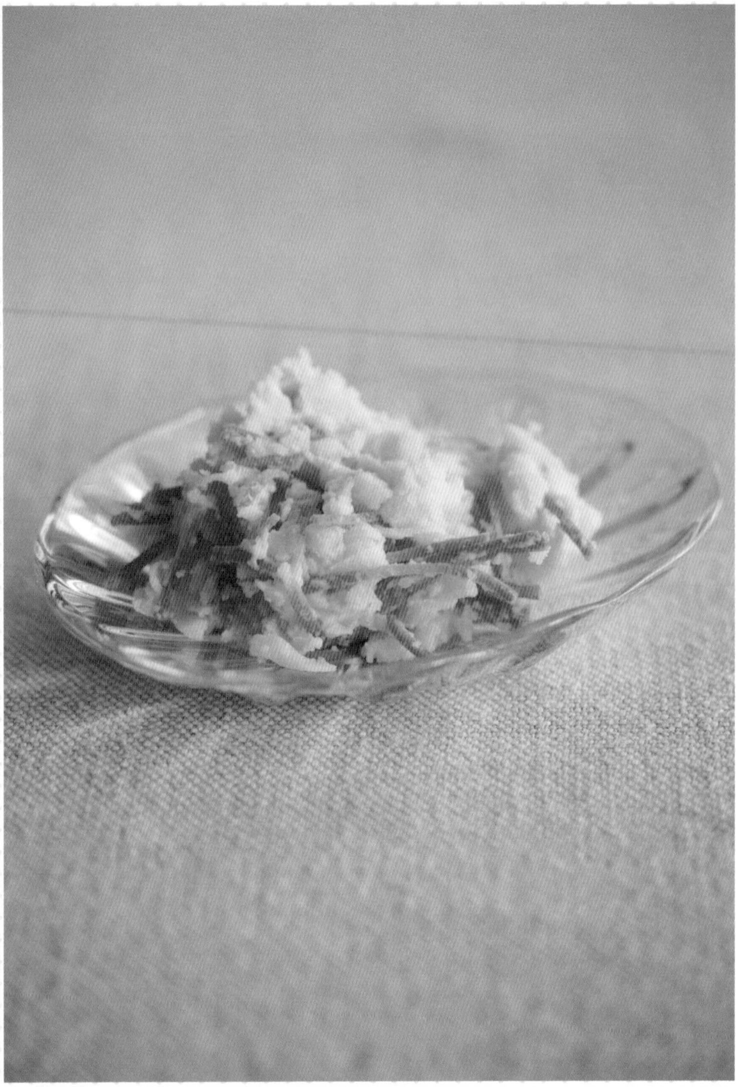

材料（1人分）

じゃがいも……………1個(150g)
にんじん……………2cm(20g)
酢玉ねぎ(作り方P.21)…大さじ2
マヨネーズ……………大さじ1

作り方

1. にんじんはせん切りにし、酢玉ねぎと混ぜる。

2. じゃがいもはフォークで数か所刺して穴をあける。耐熱ポリ袋に入れ、口を開けたまま耐熱ボウルに入れ、電子レンジ(600W)で3分、竹串がスーッと通るようになるまで加熱する。取り出して、半分に切って皮をむき、フォークでつぶす。

3. 1、マヨネーズを加えて混ぜる。

1人分	Food value
エネルギー	239kcal
塩分	0.6g
たんぱく質	2.9g
カルシウム	14mg
ビタミンD	0μg
食物繊維	2.9g

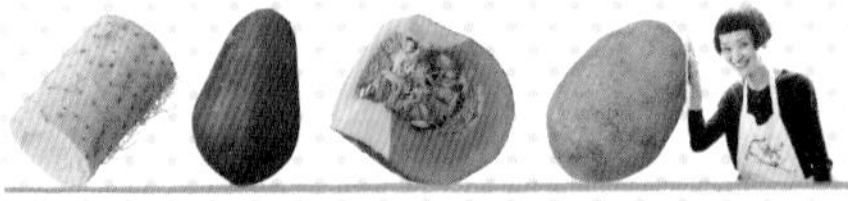

いも類の栄養
VEGETABLES

いもの主成分は炭水化物ですが、食物繊維も豊富です。いものビタミンCは加熱しても減少しにくいのが特徴。100gあたりの含有量はりんごの6mgに対し、じゃがいもは28mg。成人1日あたり少なくても50gはいも類をとりたいものです。※かぼちゃは緑黄色野菜ですが、いものように調理するので、いも類のコーナーでレシピを紹介します。

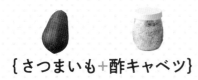

{さつまいも+酢キャベツ}

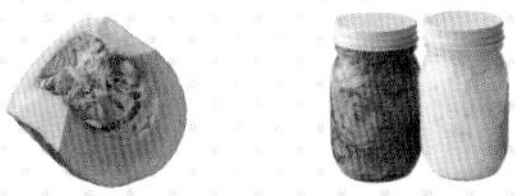

{かぼちゃ+酢玉ねぎ}

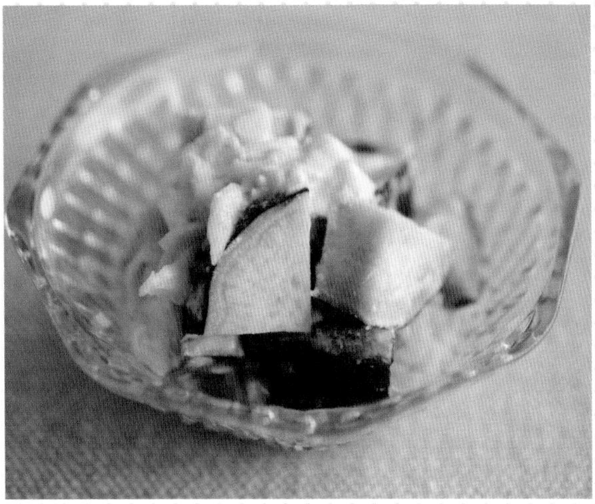

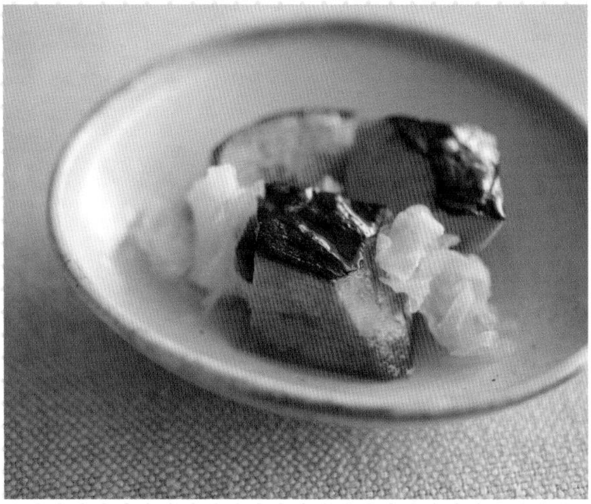

さつまいもの ヨーグルトサラダ

材料（1人分）

さつまいも …………………… 3cm(100g)

A **酢キャベツ**（作り方P.21）、
　プレーンヨーグルト（無糖）
　…………………………… 各大さじ1

作り方

1. さつまいもは皮つきのまま1cm厚さのいちょう切りにする。水に2〜3分浸し、ざるに上げて水気をきる。

2. 耐熱ポリ袋に1を入れ、口は開けたまま耐熱ボウルに入れ、電子レンジ（600W）で2分加熱する。

3. 取り出して、Aを加えて混ぜる。

かぼちゃの甘煮

材料（1人分）

かぼちゃ …………………… $\frac{1}{6}$個(100g)

酢玉ねぎ（作り方P.21）、砂糖 … 各大さじ1

作り方

1. かぼちゃは3等分に切る。耐熱ボウルにかぼちゃを皮を下にして入れ、身に砂糖をふりかけ、酢玉ねぎをのせる。

2. ふんわりとラップをかけて電子レンジ（600W）で2分加熱する。

3. 取り出して、熱いうちにかぼちゃを裏返し、ラップをかけずに1〜2分おいてつやを出す。

Food value

さつまいものヨーグルトサラダ	1人分	かぼちゃの甘煮
150kcal	エネルギー	134kcal
0.1g	塩分	0.1g
1.8g	たんぱく質	1.9g
58mg	カルシウム	15mg
0μg	ビタミンD	0μg
2.4g	食物繊維	3.6g

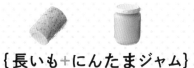

{長いも+にんたまジャム}

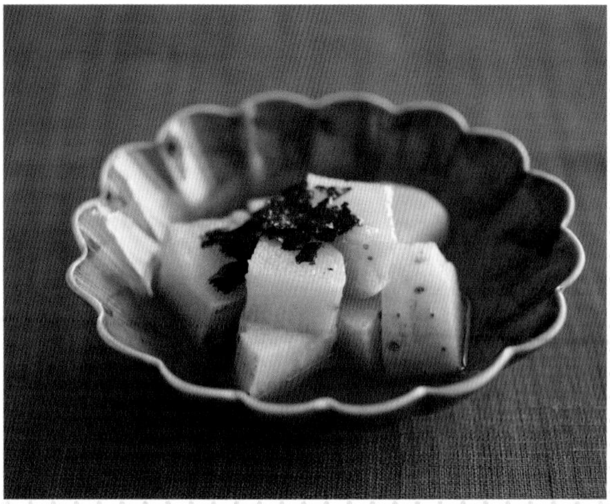

長いもの当座煮

材料（1人分）

- **長いも**……5cm(100g)
- A 酒……大さじ1
  - **にんたまジャム**（作り方P.21）、
  - 薄口しょうゆ……各小さじ1
- 焼きのり（8枚切りのもの）……1枚

作り方

1. 長いもは皮つきのまま乱切りにする。

2. 耐熱容器にA、**1**を入れてからめる。ふんわりとラップをかけ、電子レンジ（600W）で2分加熱する。取り出して混ぜる。

3. 器に**2**を盛り、ちぎったのりをのせる。

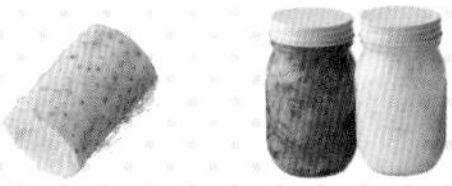

{長いも+酢玉ねぎ}

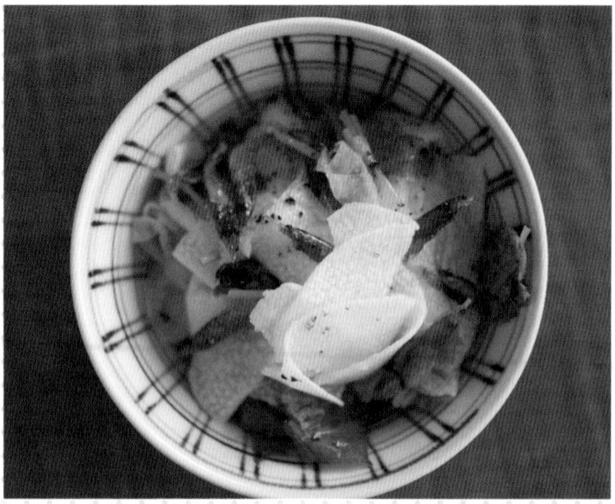

長いものサラダ

材料（1人分）

- **長いも**または**自然薯**……50g
- 三つ葉……1本
- A 干しエビ、オリーブオイル……各小さじ1
- B **酢玉ねぎ**（作り方P.21）……大さじ1
  - 塩、こしょう……各少々

作り方

1. 長いもは薄切りにする。三つ葉は2cm長さに切る。

2. 耐熱ボウルにAを入れ、ふんわりとラップをかけ、電子レンジ（600W）で30秒加熱する。

3. **2**に**1**、Bを加えて混ぜる。

P.95

Food value

オニオンスープ	1人分	玉ねぎの揚げびたし風
44kcal	エネルギー	69kcal
0.4g	塩分	1.3g
1.2g	たんぱく質	1.5g
22mg	カルシウム	23mg
0μg	ビタミンD	0μg
1.6g	食物繊維	1.6g

Food value

長いもの当座煮	1人分	長いものサラダ
92kcal	エネルギー	106kcal
1.0g	塩分	1.1g
2.6g	たんぱく質	4.5g
18mg	カルシウム	440mg
0μg	ビタミンD	0μg
1.0g	食物繊維	1.0g

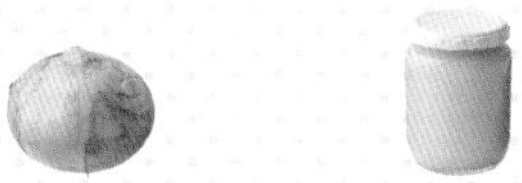

{玉ねぎ+にんたまジャム}

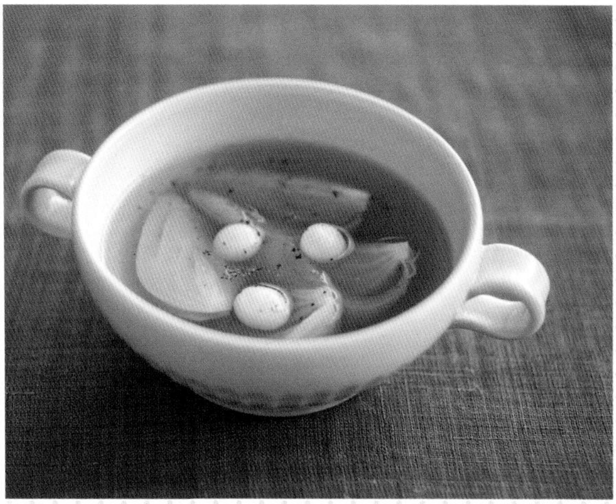

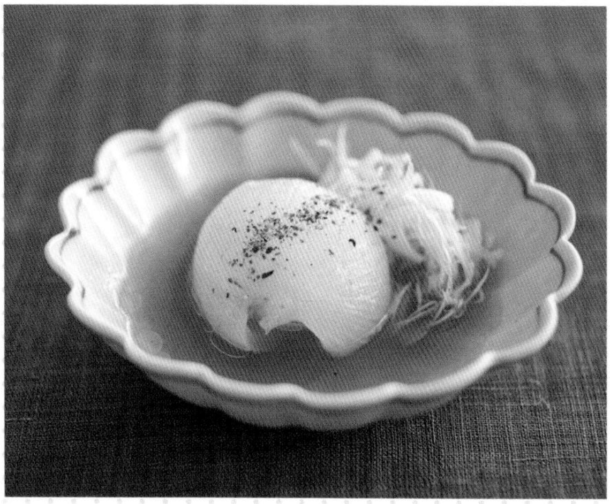

オニオンスープ

材料（1人分）

玉ねぎ……………………小1個(100g)
A **にんたまジャム**(作り方P.21)、しょうゆ
……………………各小さじ½
水……………………120mℓ
玉麩……………………3個
粗びき黒こしょう……………適量

作り方

1. 玉ねぎは4等分のくし形切りにし、耐熱ポリ袋に入れて口を開けたまま耐熱ボウルに入れる。ラップをかけずに電子レンジ（600W）で2分加熱する。

2. 麩は水で戻し、水気を絞る。

3. 耐熱ボウルに**1**を汁ごと移し入れ、A、**2**を加える。ふんわりとラップをかけて、電子レンジ（600W）で2分加熱する。器に盛り、粗びき黒こしょうをふる。

玉ねぎの揚げびたし風

材料（1人分）

玉ねぎ……………………小1個(100g)
長ねぎ……………………5cm
A **にんたまジャム**(作り方P.21)小さじ1
しょうゆ、サラダ油………各小さじ½
顆粒和風だしの素…………小さじ¼
水……………………50mℓ
七味唐辛子……………………適量

作り方

1. 玉ねぎは切らずに丸ごとのまま「オニオンスープ」の作り方**1**と同様に加熱する。長ねぎはせん切りにする。

2. 器にAを入れて混ぜ、**1**の玉ねぎを汁ごと盛って**1**の長ねぎを添え、七味唐辛子をふる。

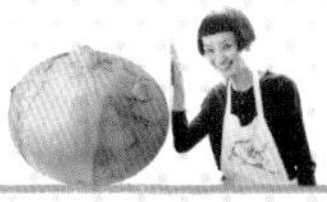

玉ねぎの栄養
ONION

玉ねぎのケルセチンには血栓（血液の塊）を溶かす働きがあり、血管への負荷を軽減します。イソアリインなどのイオウ化合物には血液の粘度を下げる働きがあり、血液をサラサラにして血管の弾力を保ちます。硫化アリルはビタミンB_1の吸収を促し、疲労回復に役立ちます。

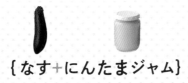

{なす+にんたまジャム}

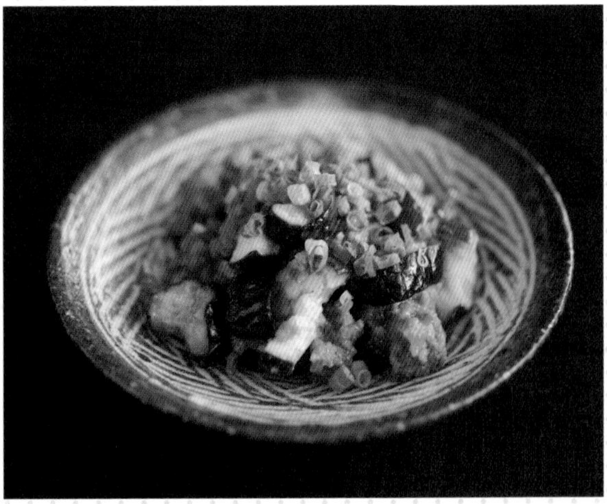

なすのそぼろ煮

材料（1人分）

なす	２本(100g)
豚ひき肉	50g
A **にんたまジャム**(作り方P.21)	大さじ１
砂糖、みそ	各小さじ２
片栗粉、ごま油	各小さじ１
熱湯	50mℓ
万能ねぎ(小口切り)	適量

作り方

1. なすは1cm厚さの半月切りにする。

2. 耐熱ボウルにＡを入れてとろみがつくまで混ぜ、ひき肉を加えてほぐしながら混ぜて、なすをのせる。

3. ふんわりとラップをかけ、電子レンジ(600W)で3分加熱する。取り出して混ぜ、再びラップをかけて電子レンジ(600W)で2分加熱する。

4. 器に3を盛り、万能ねぎを散らす。

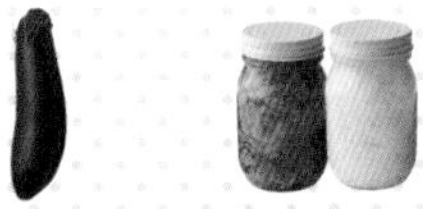

{なす+酢玉ねぎ}

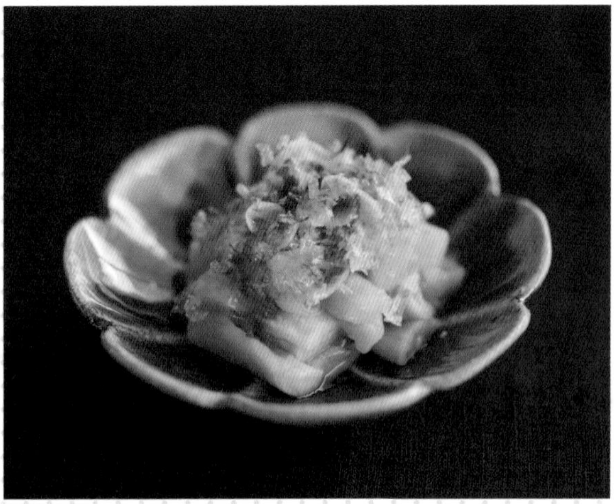

焼きなす風

材料（1人分）

なす	２本(100g)
A 削り節	小1パック(2.5～3g)
酢玉ねぎ(作り方P.21)	大さじ１
しょうゆ	少々

作り方

1. なすはピーラーで皮をむき、ヘタを切り落とし、ラップでぴったりと包む。

2. 耐熱ボウルに1を入れ、電子レンジ(600W)で2分加熱する。取り出してラップごと冷水で冷まし、箸で細長く裂いて5～6cm長さに切る。器に盛り、Aをのせ、しょうゆをかける。

Food value

なすのそぼろ煮	1人分	焼きなす風
251kcal	エネルギー	43kcal
0.8g	塩分	0.5g
10.8g	たんぱく質	3.6g
27mg	カルシウム	20mg
0μg	ビタミンD	0μg
2.5g	食物繊維	2.3g

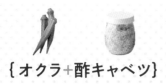

{オクラ+酢キャベツ}

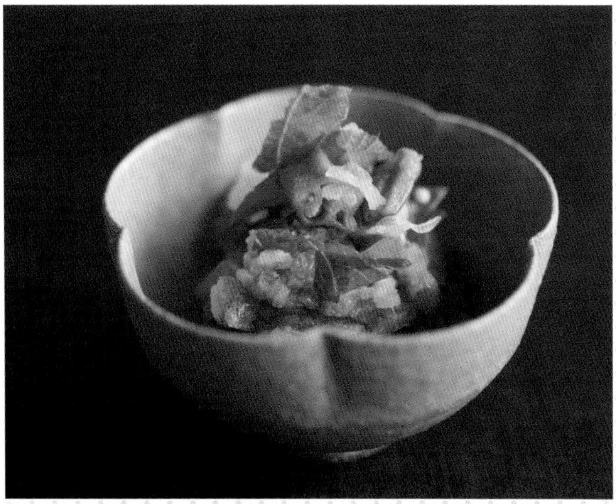

オクラのおろしあえ

材料（1人分）

オクラ……大2本（40g）
青じそ（ちぎる）……2枚
A 大根おろし……30g
　酢キャベツ（作り方P.21）……大さじ1
しょうゆ……小さじ½

作り方

1. 耐熱ポリ袋にオクラを入れ、口を開けたまま耐熱ボウルに入れ、ラップをかけずに電子レンジ（600W）で1分加熱し、水にとる。ヘタを切って2cm厚さの輪切りにする。

2. ボウルに青じそ、**1**、Aを入れてあえる。器に盛り、しょうゆをかける。

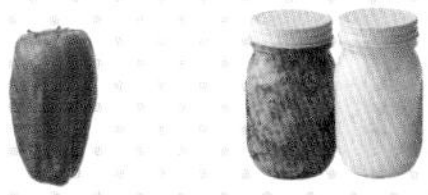

{ピーマン+酢玉ねぎ}

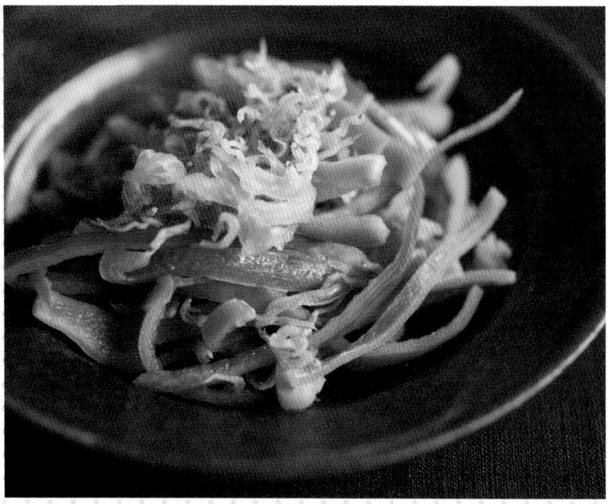

ピーマンのじゃこ炒め

材料（1人分）

ピーマン……3個（100g）
A **酢玉ねぎ**（作り方P.21）、ちりめんじゃこ……各大さじ1
　しょうゆ、ごま油……各小さじ½

作り方

1. ピーマンは細切りにする。

2. 耐熱ボウルにAを入れ、**1**をのせる。

3. ふんわりとラップをかけ、電子レンジ（600W）で1分加熱する。取り出して混ぜ、器に盛る。

なすの皮の紫の色素成分アントシアニンは、体をさびつかせる活性酸素の働きを抑えます。ピーマンとオクラはマグネシウムが豊富。コレステロールの調整や糖尿病の予防に働きます。

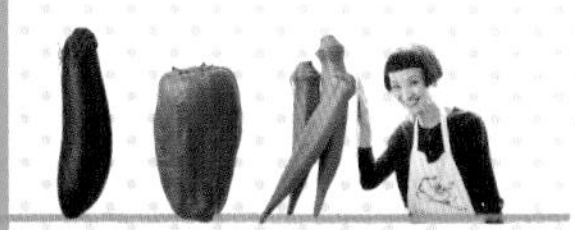

なす、ピーマン、オクラの栄養
VEGETABLES

オクラのおろしあえ	Food value 1人分	ピーマンのじゃこ炒め
32kcal	エネルギー	56kcal
0.8g	塩分	0.7g
2.1g	たんぱく質	2.3g
125mg	カルシウム	28mg
0μg	ビタミンD	2.0μg
3.5g	食物繊維	2.4g

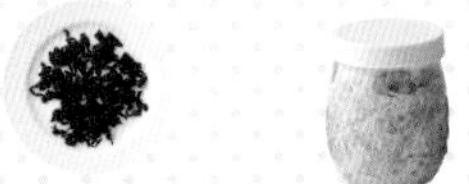

{わかめ+酢キャベツ}

わかめのおひたし

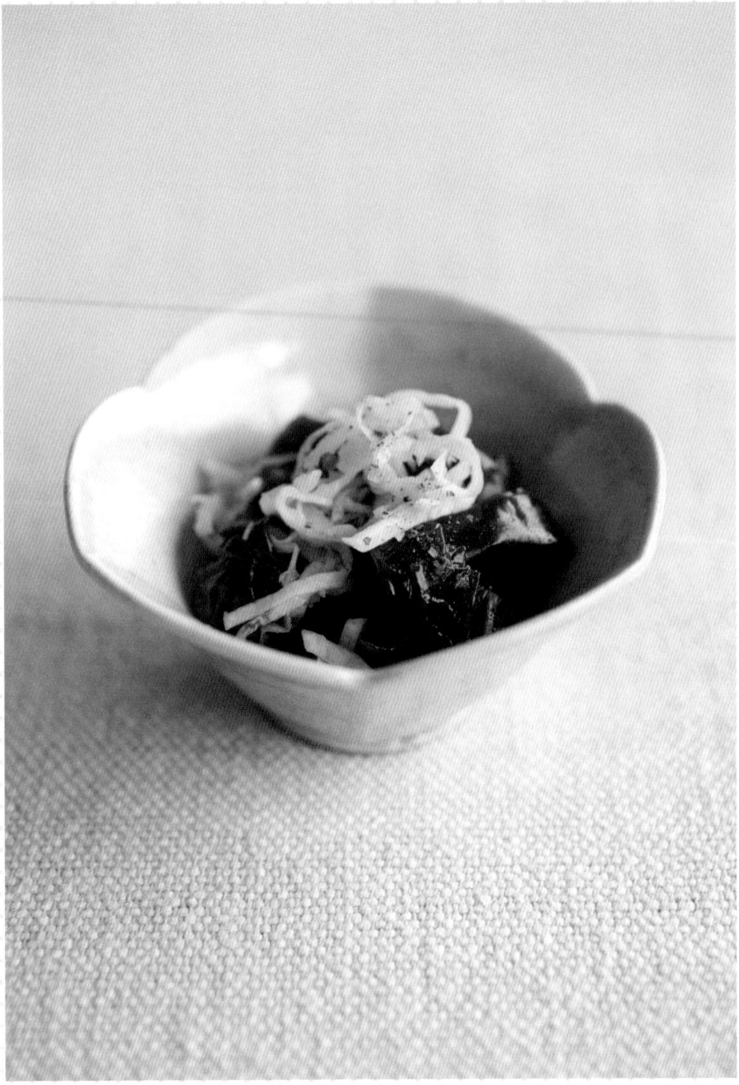

材料（1人分）

カットわかめ（乾燥）……小さじ1
酢キャベツ（作り方P.21）…大さじ1
七味唐辛子……………適量

作り方

1. 耐熱ボウルにわかめ、水大さじ2（分量外）を入れ、ふんわりとラップをかけ、電子レンジ（600W）で30秒加熱する。取り出して水にとり、ざるに上げて水気をきる。

2. ボウルに1、酢キャベツを入れて混ぜる。器に盛り、七味唐辛子をふる。

1人分	Food value
エネルギー	11kcal
塩分	0.6g
たんぱく質	0.4g
カルシウム	16mg
ビタミンD	0μg
食物繊維	0.8g

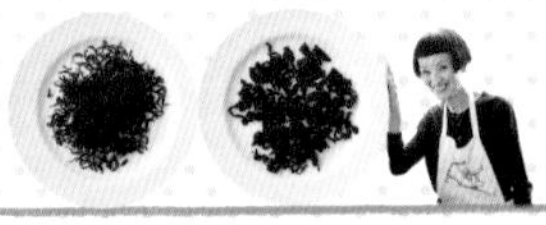

海藻の栄養
SEAWEED

海藻はミネラルを豊富に含んでおり、微量なものも含めて体に欠かせない栄養素ばかりです。中でも貧血を予防する鉄分や、骨や歯を丈夫にするカルシウム、そしてマグネシウムや亜鉛は現代の日本人には不足しがちです。1日の必要量は推定で乾燥のり1枚3.4g、生のひじき、わかめ、めかぶなどでは10倍の34g程度の摂取が望ましいとされています。

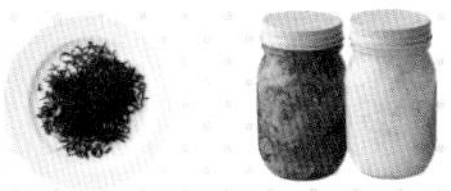

{ひじき+酢玉ねぎ}

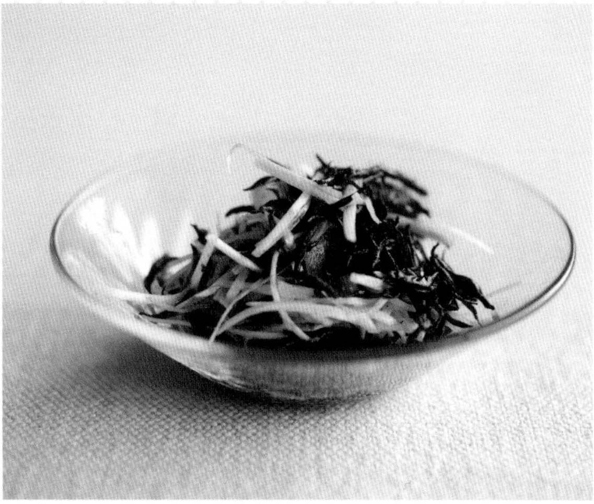

ひじきサラダ

材料（1人分）

ひじき（乾燥）……………… 大さじ2
長ねぎ（せん切り）……………… 5cm分
A **酢玉ねぎ**（作り方P.21）……… 大さじ1
　しょうゆ、水 ………………… 各小さじ1
　ごま油 ………………………… 小さじ½
　塩、こしょう ………………… 各少々

作り方

1. ひじきは「ひじきの当座煮」の作り方**1**と同様にして戻す。

2. 長ねぎは水にさらし、水気をきる。

3. ボウルにAを入れて混ぜ、**1**、**2**を加えて混ぜる。

ひじきサラダ	Food value 1人分	ひじきの当座煮
50kcal	エネルギー	144kcal
1.3g	塩分	1.3g
1.2g	たんぱく質	13.6g
60mg	カルシウム	69mg
0μg	ビタミンD	0μg
2.8g	食物繊維	4g

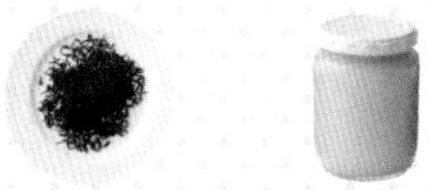

{ひじき+にんたまジャム}

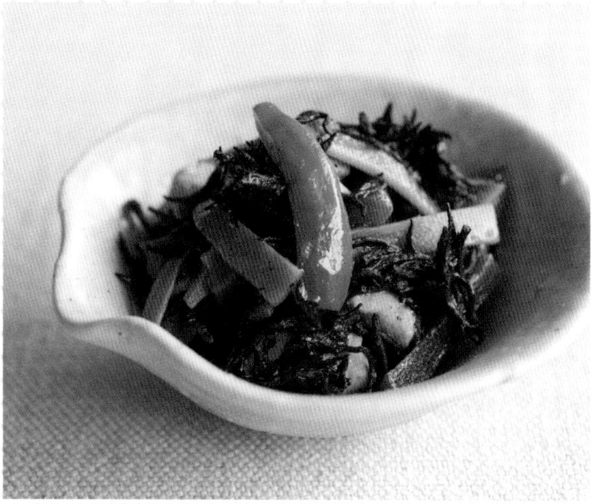

ひじきの当座煮

材料（1人分）

ひじき（乾燥）……………… 大さじ2
鶏むね肉（皮なし）…………… ¼枚（50g）
にんじん、パプリカ（赤）、ピーマン
　………………………………… 合わせて50g
A **にんたまジャム**（作り方P.21）大さじ1
　砂糖、しょうゆ、酒、水 …… 各小さじ1
　ごま油 ………………………… 小さじ½

作り方

1. 耐熱ボウルにひじき、水100㎖（分量外）を入れ、ふんわりとラップをかけ、電子レンジ（600W）で1分加熱する。取り出してざるに上げ、水で洗って水気をきる。

2. 鶏肉は1.5cm角に切る。にんじん、パプリカ、ピーマンは1cm幅×6cm長さの短冊切りにする。

3. 耐熱ボウルにAを入れて混ぜ、**2**の鶏肉を加えてからめ、**1**、にんじん、パプリカ、ピーマンをのせる。ふんわりとラップをかけ、電子レンジ（600W）で5分加熱する。取り出して混ぜる。

Part 3

面倒なときのSOSストック冷凍野菜パック

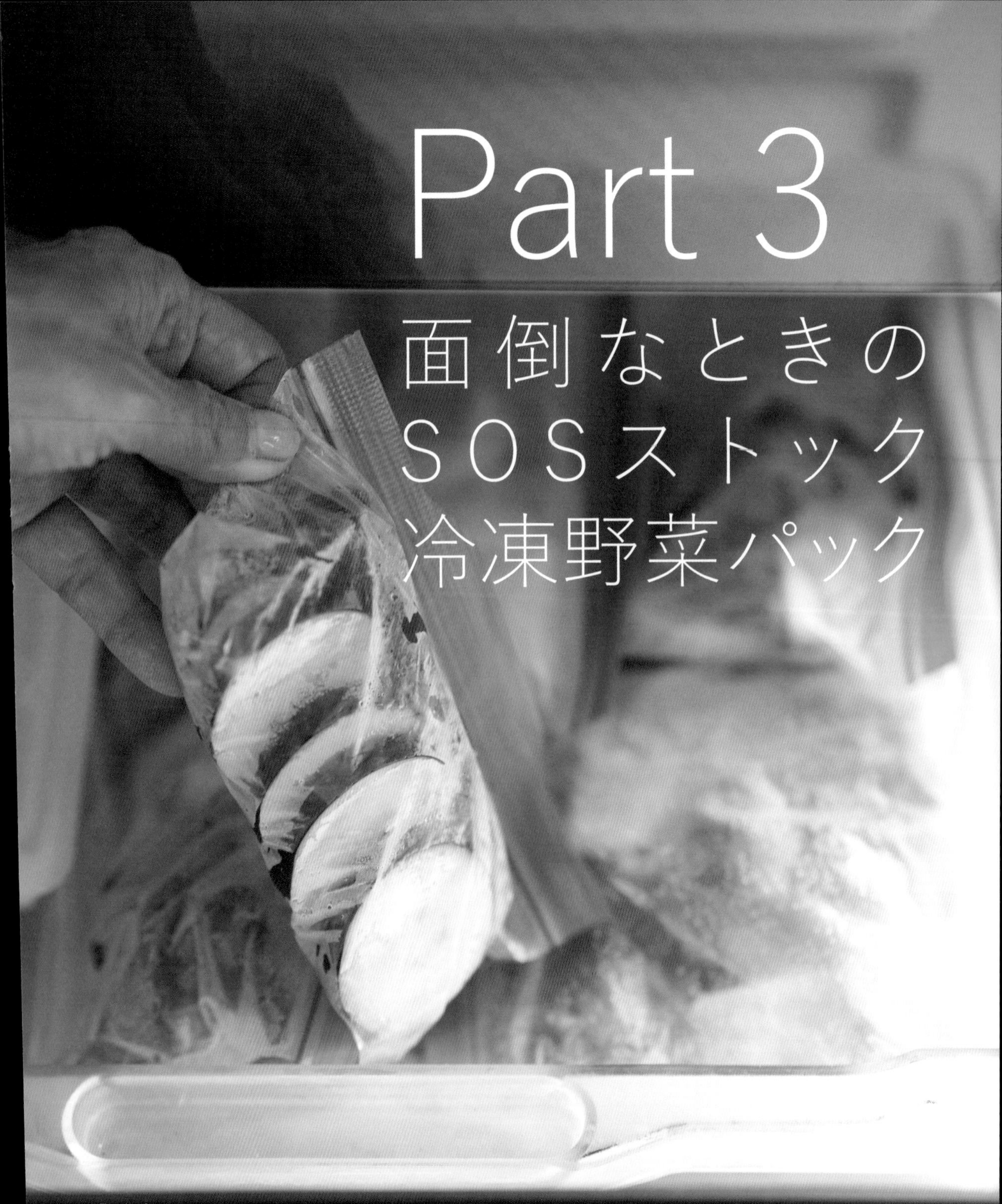

Food value

大さじ1あたり	オイルしょうが	しょうゆしょうが	甘酢しょうが
エネルギー	61kcal	9kcal	9kcal
塩分	0g	1.0g	0.3g
たんぱく質	0.1g	0.6g	0.1g
カルシウム	1mg	3mg	1mg
ビタミンD	0μg	0μg	0μg

緑黄色野菜と淡色野菜を50gずつカットして、冷凍保存。食べるときに肉や魚を足せば、栄養バランス満点の料理がすぐに作れます。包丁やまな板を出すのが面倒なとき、買い物に行きそびれた日のお助けストックにおすすめ。

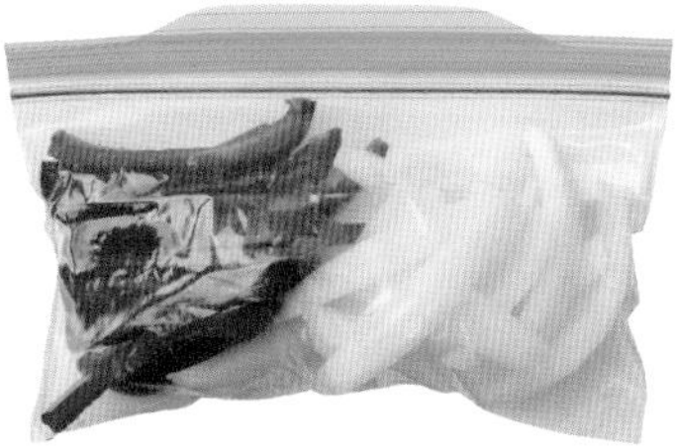

緑黄色野菜50g+淡色野菜(or いも類)50g

＋

長生き調味料

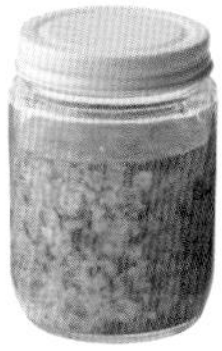

オイルしょうが

または

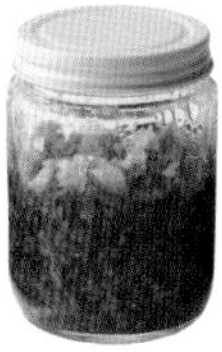

しょうゆしょうが

または

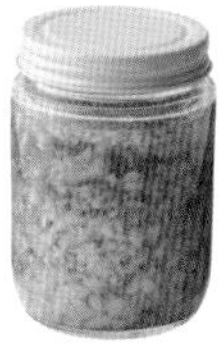

甘酢しょうが

しょうがパワーで

✓ 血行促進　✓ 腸活効果

✓ 免疫力アップ　✓ 血液サラサラ効果

オイルしょうが

材料（できあがり150g分）

しょうが …… 100g

オリーブオイル* …… 70mℓ

*エゴマ油やアマニ油で作ってもよい。

作り方

1. しょうがは皮つきのままみじん切りにする。清潔な瓶に入れ、ふたをしないで電子レンジ（600W）で1分加熱する。

2. 取り出して、オリーブオイルを加えてふたをする。できたてから料理に使える。

しょうゆしょうが

材料（できあがり150g分）

しょうが …… 100g

しょうゆ …… 50mℓ

作り方

「オイルしょうが」の作り方と同様にする(作り方**2**でオリーブオイルの代わりにしょうゆを加える)。できたてから料理に使える。

> 3種の長生き調味料
> 保存期間…冷蔵で1年間

甘酢しょうが

材料（できあがり170g分）

しょうが …… 100g

A 酢* …… 50mℓ

水 …… 20mℓ

砂糖 …… 大さじ1

塩 …… 小さじ½

* 酢は米酢、りんご酢、醸造酢、黒酢など好みのものでよい。

作り方

「オイルしょうが」の作り方と同様にする(作り方**2**でオリーブオイルの代わりにAを加え、電子レンジで2分加熱する)。できたてから料理に使える。

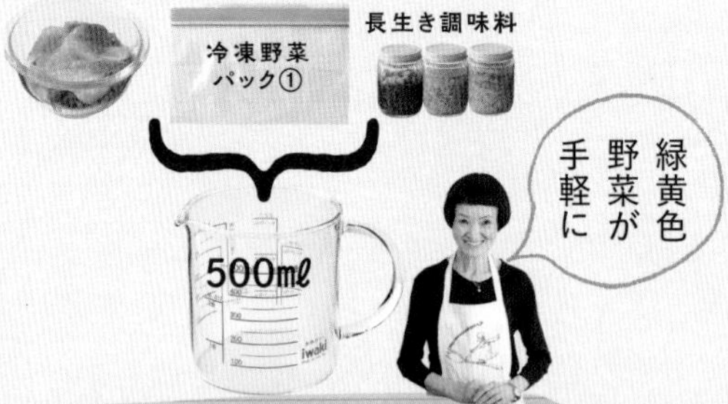
冷凍野菜
パック①
長生き調味料
500mℓ
緑黄色
野菜が
手軽に

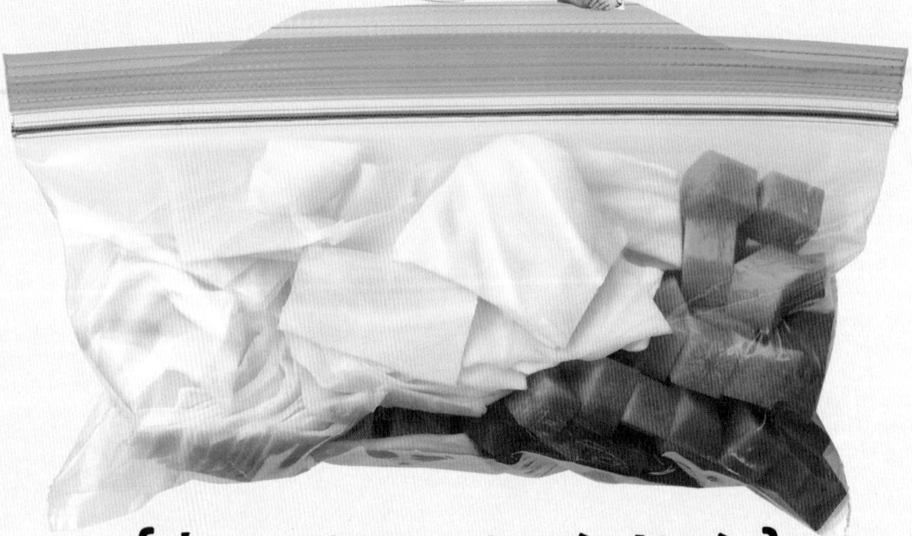

{キャベツ＋にんじん}

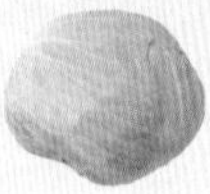

50g　50g

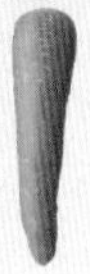

冷凍野菜パック

材料（1袋分）と作り方

キャベツは3cm四方に切り、**にんじん**は1cm角に切る。冷凍用保存袋に入れ、空気を抜いて口を閉じ、冷凍庫へ。

＋

{ 豚薄切り肉 }
50gで

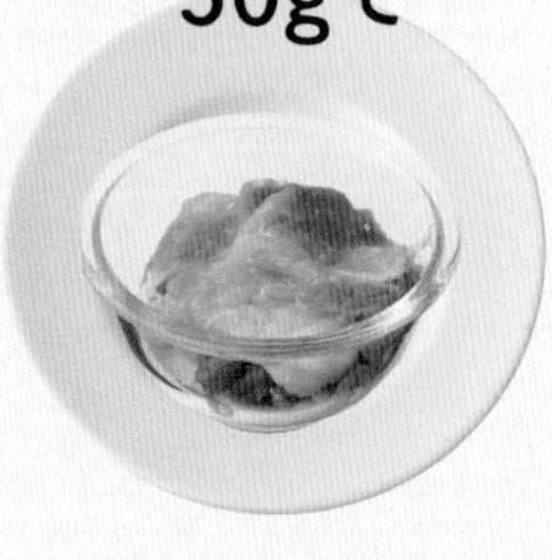

Food value

1人分	豚丼	豚肉とにんじんの煮物	豚汁
エネルギー	378kcal	222kcal	115kcal
塩分	1.3g	1.9g	1.2g
たんぱく質	17.3g	13.5g	13.1g
カルシウム	53mg	43mg	42mg
ビタミンD	0μg	0μg	0μg
食物繊維	4.6g	2.5g	2.5g

豚汁

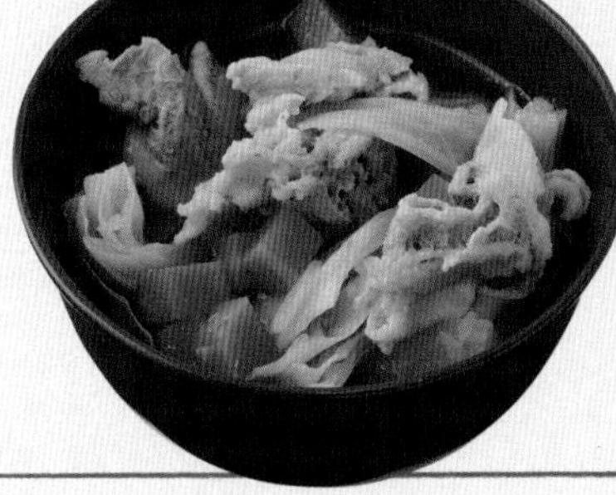

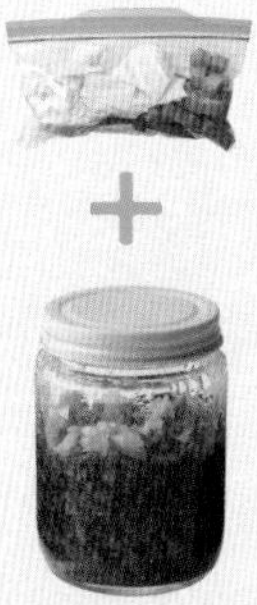

{しょうゆしょうが}

材料（1人分）と作り方

1. 耐熱メジャーカップに3cm長さに切った**豚薄切り肉**50g、**しょうゆしょうが**（作り方P.101）大さじ1を入れて、ほぐしながらからめ、水120mℓを注ぎ、**冷凍野菜パック**（**キャベツ**＋**にんじん**）1袋の中身を加える。

2. ラップをかけずに、電子レンジ（600W）で7分加熱する。取り出して混ぜる。

豚肉とにんじんの煮物

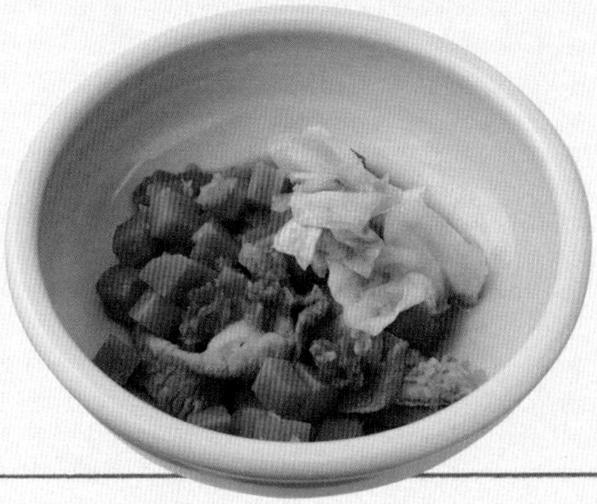

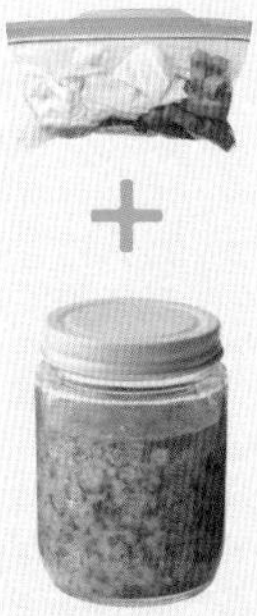

{オイルしょうが}

材料（1人分）と作り方

1. 耐熱メジャーカップに3cm長さに切った**豚薄切り肉**50g、**オイルしょうが**（作り方P.101）大さじ1、しょうゆとみりん各小さじ2を入れて、ほぐしながらからめ、**冷凍野菜パック**（**キャベツ**＋**にんじん**）1袋の中身を加える。

2. ふんわりとラップをかけ、電子レンジ（600W）で4分加熱する。取り出して混ぜる。

豚丼

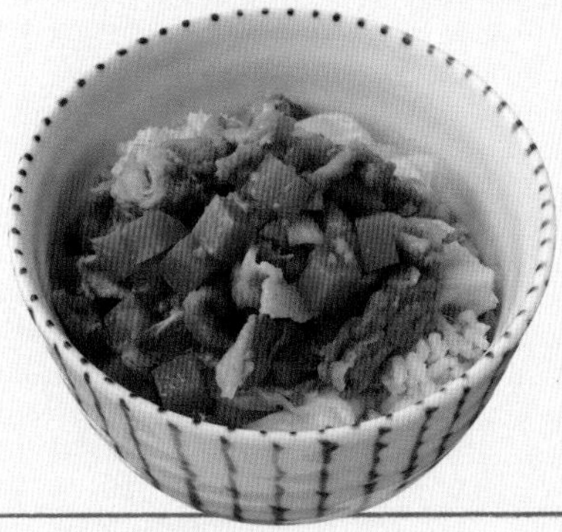

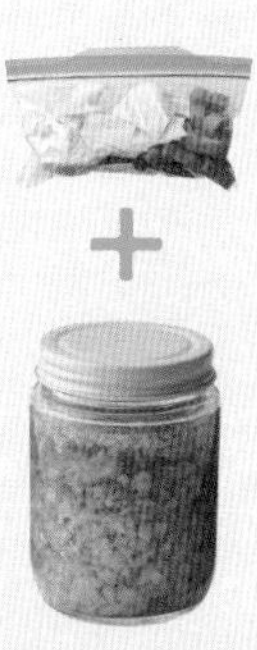

{甘酢しょうが}

材料（1人分）と作り方

1. 耐熱メジャーカップに3cm長さに切った**豚薄切り肉**50g、**甘酢しょうが**（作り方P.101）大さじ1、しょうゆとみりん各小さじ2を入れて、ほぐしながらからめ、**冷凍野菜パック**（**キャベツ**＋**にんじん**）1袋の中身を加える。

2. ふんわりとラップをかけ、電子レンジ（600W）で4分加熱する。取り出して混ぜる。器に温かいごはん（玄米など好みのもの）150gを盛り、その上にかける。

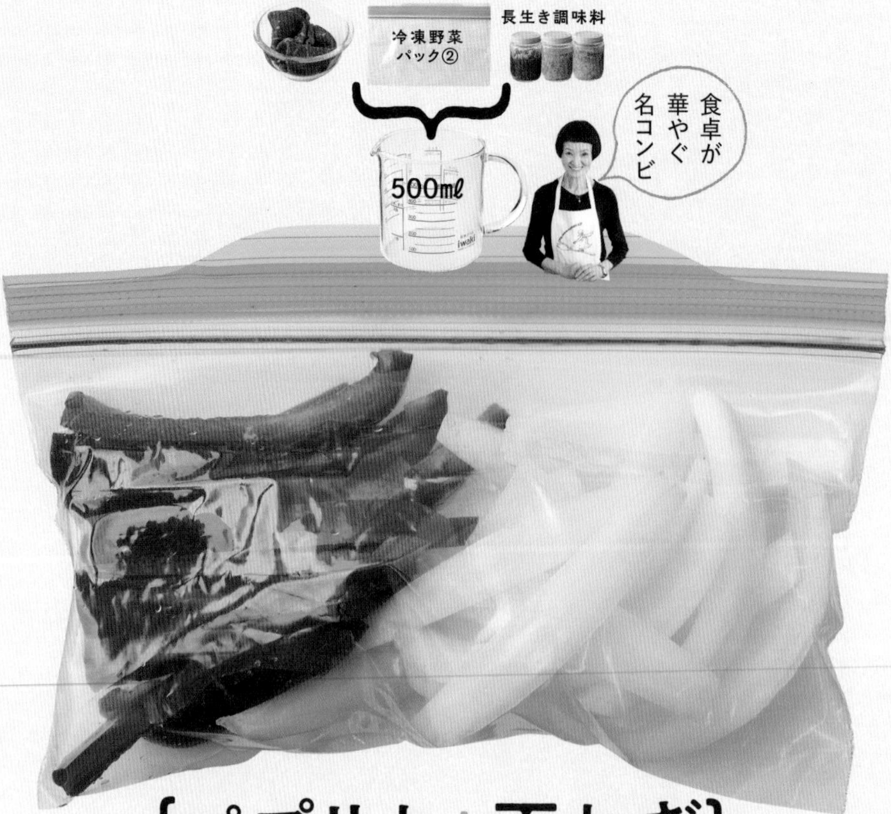
冷凍野菜
パック②
長生き調味料
500mℓ
食卓が
華やぐ
名コンビ

{パプリカ+玉ねぎ}

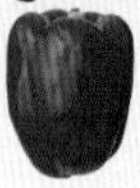 50g　50g 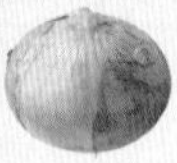

冷凍野菜パック

材料（1袋分）と作り方

パプリカ（赤）は1cm幅に切り、**玉ねぎ**は1cm幅のくし形切りにする。冷凍用保存袋に入れ、空気を抜いて口を閉じ、冷凍庫へ。

\+

{ 牛焼き肉用肉 }
50gで

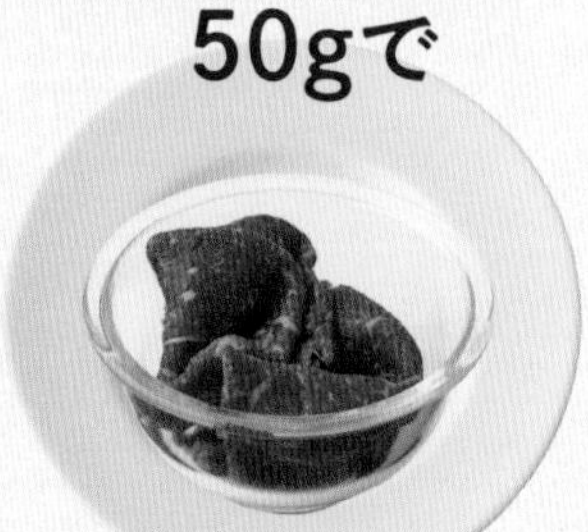

Food value

1人分	ハヤシライス	牛肉の野菜きんぴら	牛肉のポトフ
エネルギー	400kcal	160kcal	203kcal
塩分	2.0g	0.7g	1.3g
たんぱく質	16.4g	11.3g	11.9g
カルシウム	33mg	21mg	22mg
ビタミンD	0μg	0μg	0μg
食物繊維	4.3g	2.2g	2.9g

牛肉のポトフ

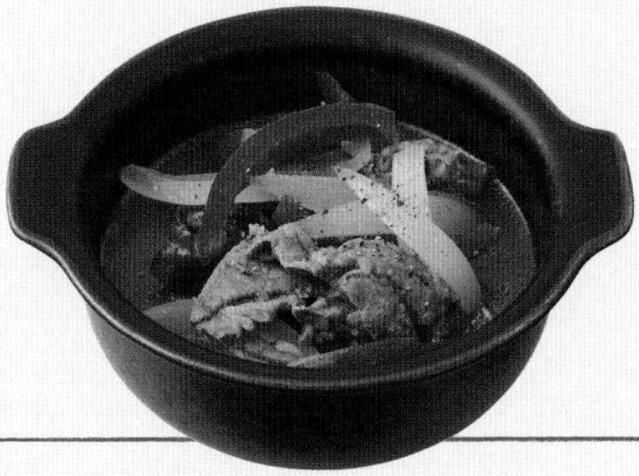

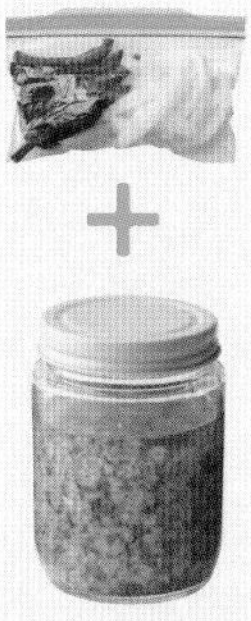

{オイルしょうが}

材料（1人分）と作り方

1. 耐熱メジャーカップに3cm四方に切った**牛焼き肉用肉**50g、**オイルしょうが**（作り方P.101）大さじ1を入れて、ほぐしながらからめ、水120mℓを注ぎ、**冷凍野菜パック**（**パプリカ**+**玉ねぎ**）1袋の中身を加える。

2. ラップをかけずに、電子レンジ（600W）で7分加熱する。取り出して混ぜ、器に盛り、粗びき黒こしょう適量をふる。

牛肉の野菜きんぴら

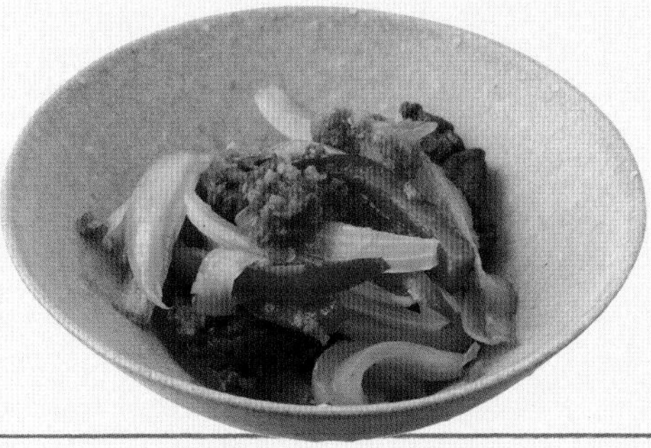

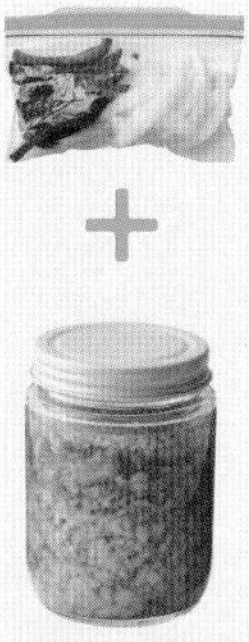

{甘酢しょうが}

材料（1人分）と作り方

1. 耐熱メジャーカップに3cm四方に切った**牛焼き肉用肉**50g、**甘酢しょうが**（作り方P.101）大さじ1、ごま油小さじ1、しょうゆ小さじ½を入れて、ほぐしながらからめ、**冷凍野菜パック**（**パプリカ**+**玉ねぎ**）1袋の中身を加える。

2. ふんわりとラップをかけ、電子レンジ（600W）で4分加熱する。取り出して混ぜる。

ハヤシライス

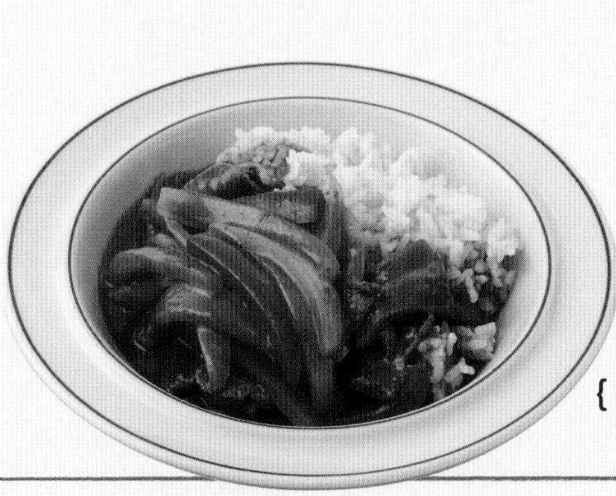

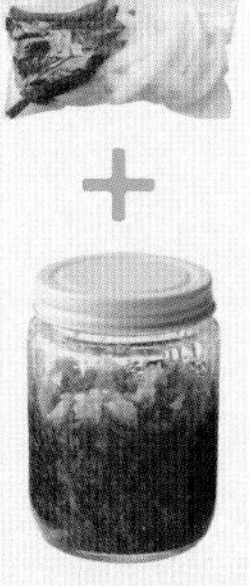

{しょうゆしょうが}

材料（1人分）と作り方

1. 耐熱メジャーカップに水120mℓ、ハヤシルウ（フレーク）と**しょうゆしょうが**（作り方P.101）各大さじ1を入れて混ぜ、3cm四方に切った**牛焼き肉用肉**50g、**冷凍野菜パック**（**パプリカ**+**玉ねぎ**）1袋の中身を加える。

2. ラップをかけずに、電子レンジ（600W）で7分加熱する。取り出して混ぜる。

3. 器に温かいごはん（玄米など好みのもの）150gを盛り、**2**をかける。

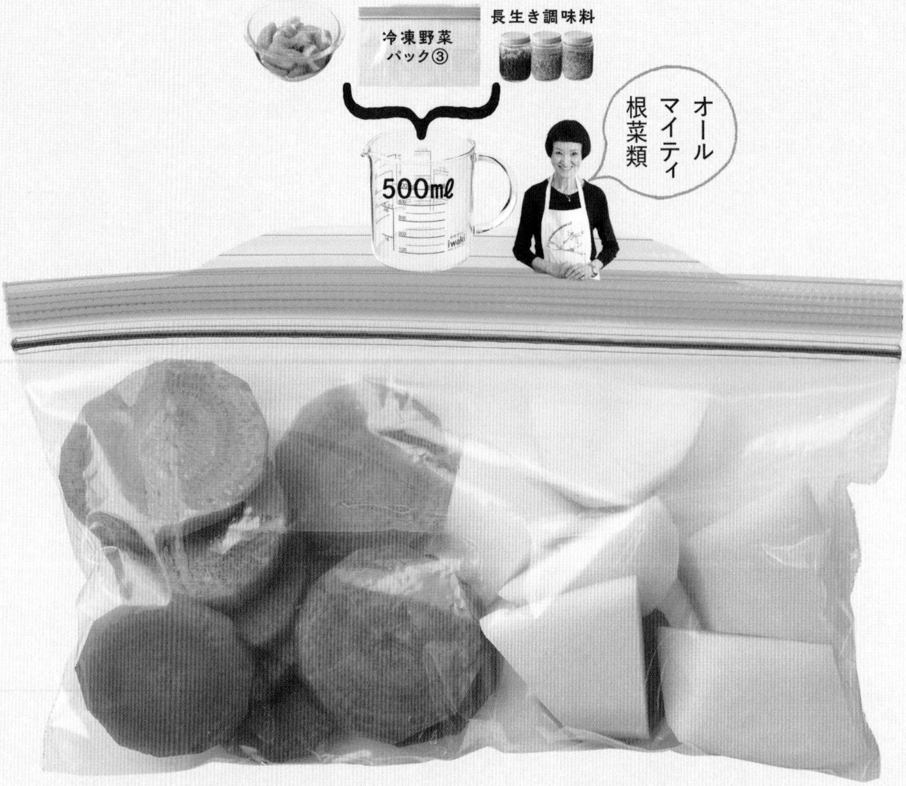

{にんじん+じゃがいも}

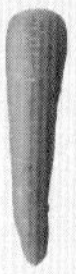

50g　50g

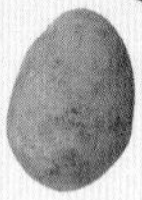

冷凍野菜パック

材料（1袋分）と作り方

にんじんは3mm厚さの輪切りに、**じゃがいも**は小さめの乱切りにする。冷凍用保存袋に入れ、空気を抜いて口を閉じ、冷凍庫へ。

Food value

1人分	チキンカレー	変わり筑前煮	鶏とじゃがいもの五目汁
エネルギー	429kcal	200kcal	127kcal
塩分	2.4g	1.1g	1.1g
たんぱく質	18.9g	14.0g	14.0g
カルシウム	42mg	22mg	22mg
ビタミンD	0μg	0μg	0μg
食物繊維	4.8g	2.3g	2.3g

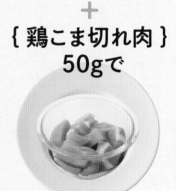

＋

{ 鶏こま切れ肉 }
50gで

鶏とじゃがいもの五目汁

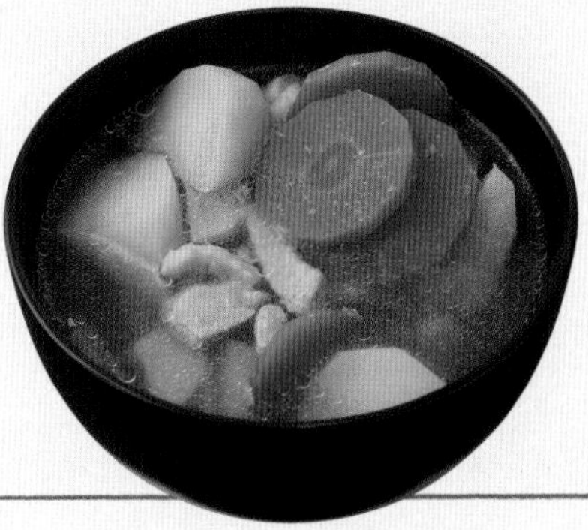

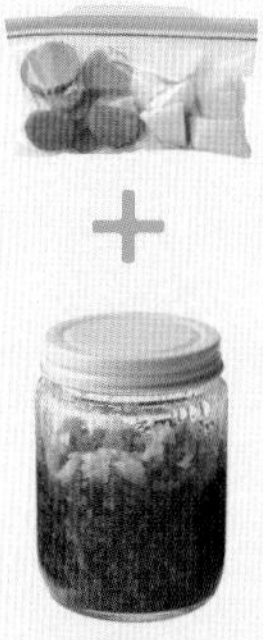

{しょうゆしょうが}

材料（1人分）と作り方

1. 耐熱メジャーカップに**鶏こま切れ肉**50g、**しょうゆしょうが**（作り方P.101）大さじ1を入れてからめ、水120mℓ、**冷凍野菜パック**（**にんじん＋じゃがいも**）1袋の中身を加える。

2. ラップをかけずに、電子レンジ（600W）で7分加熱する。取り出して混ぜる。

変わり筑前煮

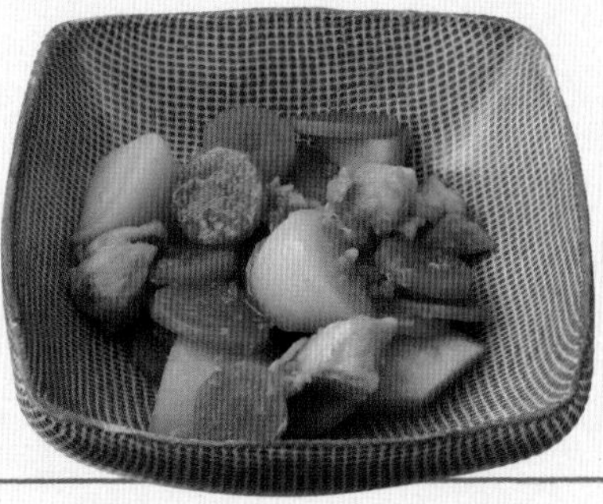

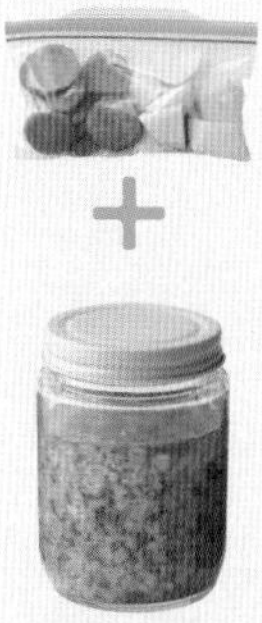

{オイルしょうが}

材料（1人分）と作り方

1. 耐熱メジャーカップに**鶏こま切れ肉**50g、**オイルしょうが**（作り方P.101）大さじ1、しょうゆとみりん各小さじ1を入れてからめ、**冷凍野菜パック**（**にんじん＋じゃがいも**）1袋の中身を加える。

2. ふんわりとラップをかけ、電子レンジ（600W）で4分加熱する。取り出して混ぜる。

チキンカレー

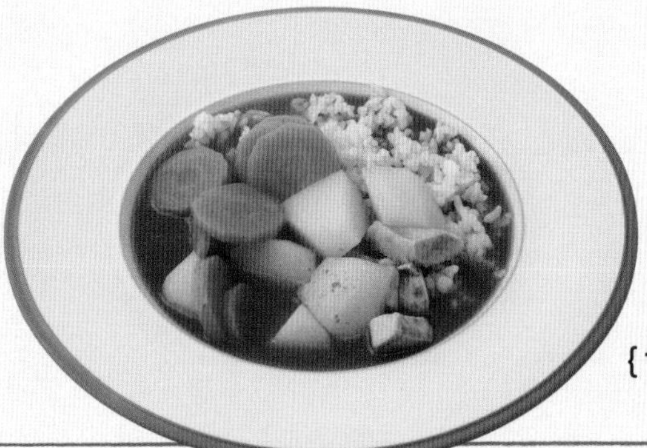

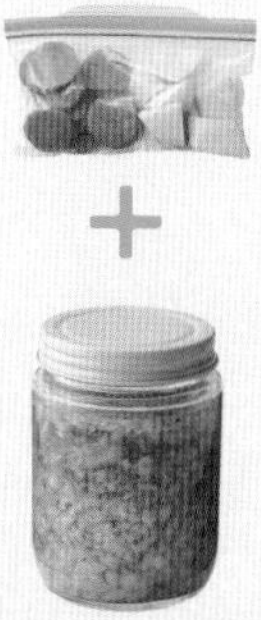

{甘酢しょうが}

材料（1人分）と作り方

1. 耐熱メジャーカップに水120mℓ、カレールウ（フレーク）と**甘酢しょうが**（作り方P.101）各大さじ1を入れて混ぜ、**鶏こま切れ肉**50g、**冷凍野菜パック**（**にんじん＋じゃがいも**）1袋の中身を加える。

2. ラップをかけずに、電子レンジ（600W）で7分加熱する。取り出して混ぜる。

3. 器に温かいごはん（玄米など好みのもの）150gを盛り、**2**をかける。

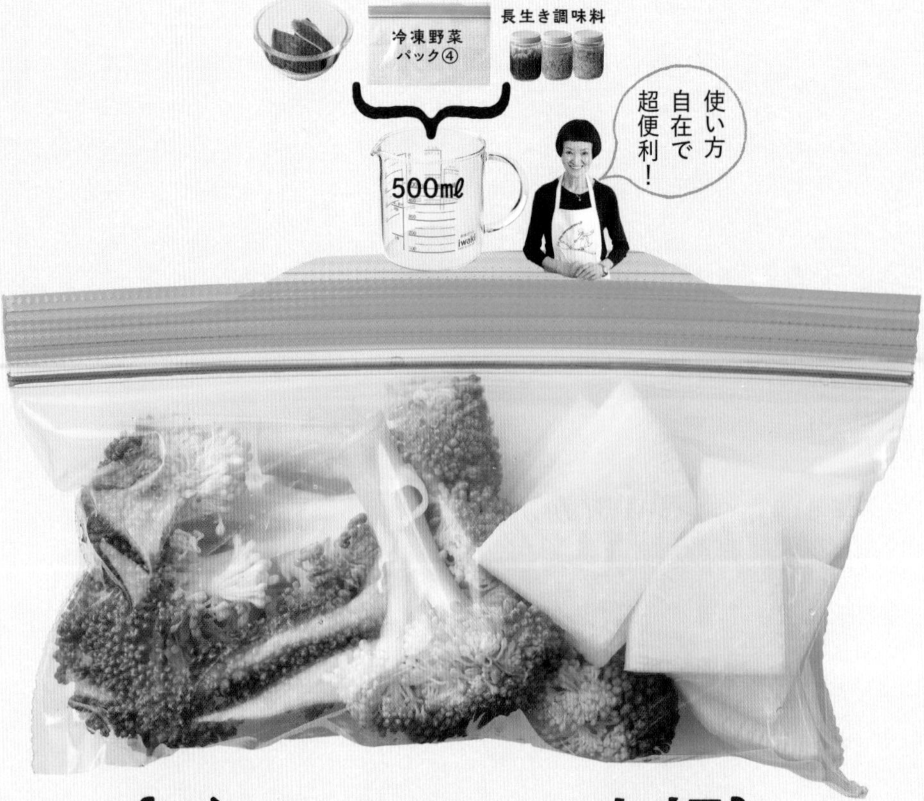

長生き調味料
冷凍野菜パック④
500ml
使い方自在で超便利！

{ブロッコリー+大根}

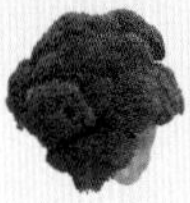

50g　50g

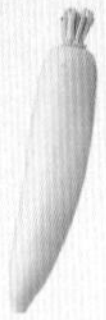

冷凍野菜パック

材料（1袋分）と作り方

ブロッコリーは小房に分け、**大根**は5mm厚さのいちょう切りにする。冷凍用保存袋に入れ、空気を抜いて口を閉じ、冷凍庫へ。

＋
{ 甘塩鮭 }
50gで

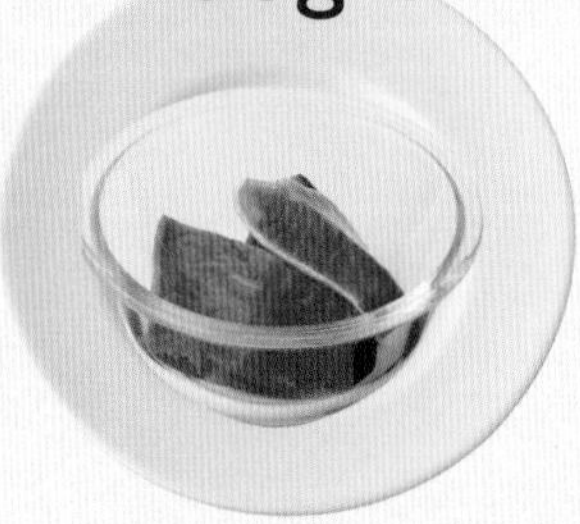

Food value

1人分	鮭雑炊	鮭の三色サラダ	鮭とブロッコリーのみそ汁
エネルギー	271kcal	143kcal	186kcal
塩分	1.3g	0.6g	1.0g
たんぱく質	17.9g	14.6g	15.4g
カルシウム	167mg	157mg	163mg
ビタミンD	16μg	16μg	16μg
食物繊維	5.8g	4.4g	4.7g

鮭とブロッコリーのみそ汁

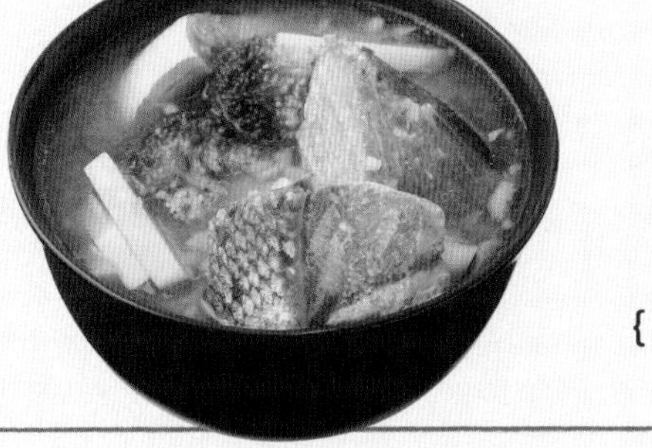

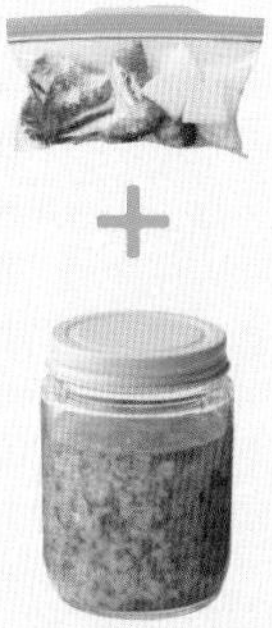

{オイルしょうが}

材料（1人分）と作り方

1. 耐熱メジャーカップにひと口大に切った**甘塩鮭**50g、**オイルしょうが**（作り方P.101）大さじ1、みそ小さじ2を入れてからめ、水120mℓ、**冷凍野菜パック**（**ブロッコリー**＋**大根**）1袋の中身を加える。

2. ラップをかけずに、電子レンジ（600W）で7分加熱する。取り出して混ぜる。

鮭の三色サラダ

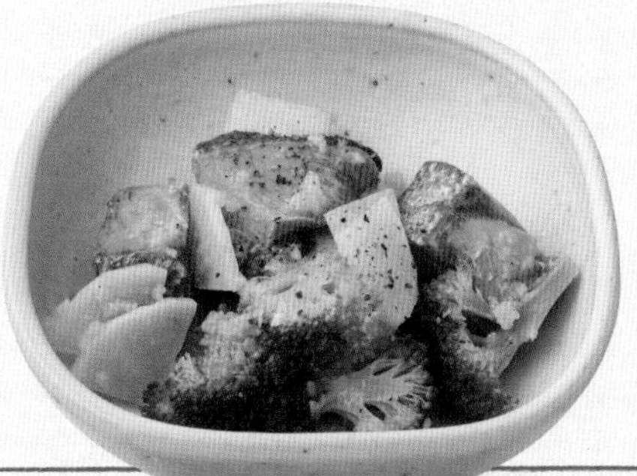

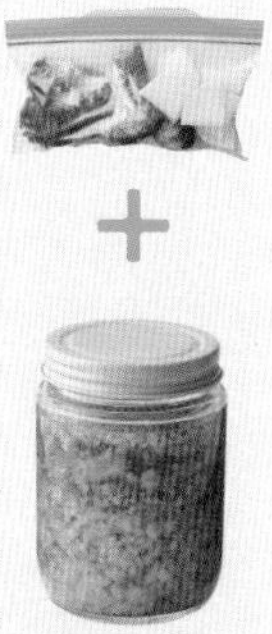

{甘酢しょうが}

材料（1人分）と作り方

1. 耐熱メジャーカップにひと口大に切った**甘塩鮭**50g、**甘酢しょうが**（作り方P.101）大さじ1を入れてからめ、**冷凍野菜パック**（**ブロッコリー**＋**大根**）1袋の中身を加える。

2. ふんわりとラップをかけ、電子レンジ（600W）で4分加熱する。取り出してオリーブオイル小さじ1を加えて混ぜ、粗びき黒こしょうをふる。

鮭雑炊

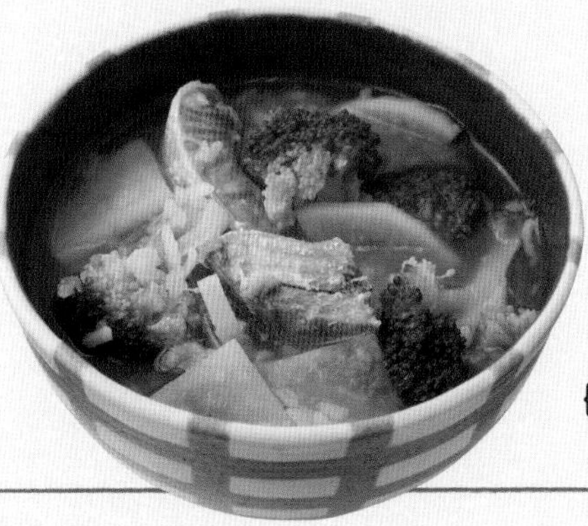

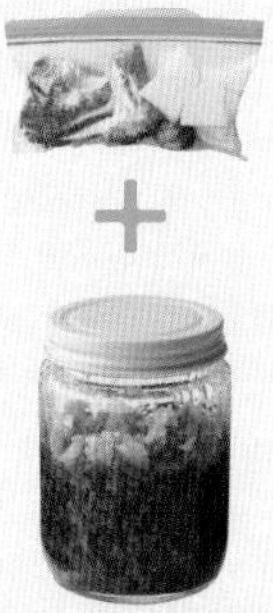

{しょうゆしょうが}

材料（1人分）と作り方

1. 耐熱メジャーカップにごはん（玄米など好みのもの）100g、**しょうゆしょうが**（作り方P.101）大さじ1、水100mℓを入れて混ぜ、**甘塩鮭**50g、**冷凍野菜パック**（**ブロッコリー**＋**大根**）1袋の中身を加える。

2. ラップをかけずに、電子レンジ（600W）で9分加熱する。取り出して混ぜる。

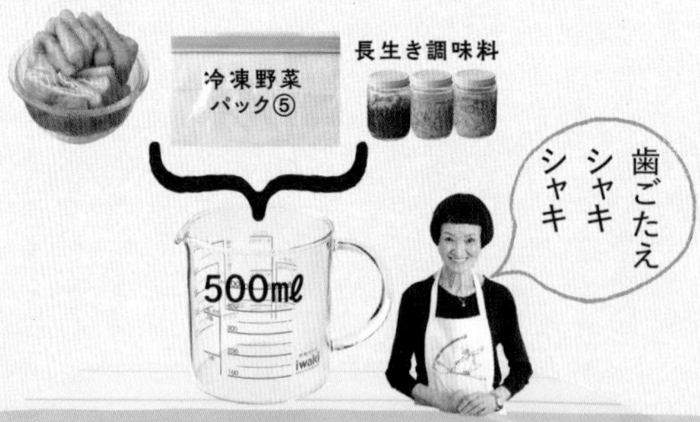

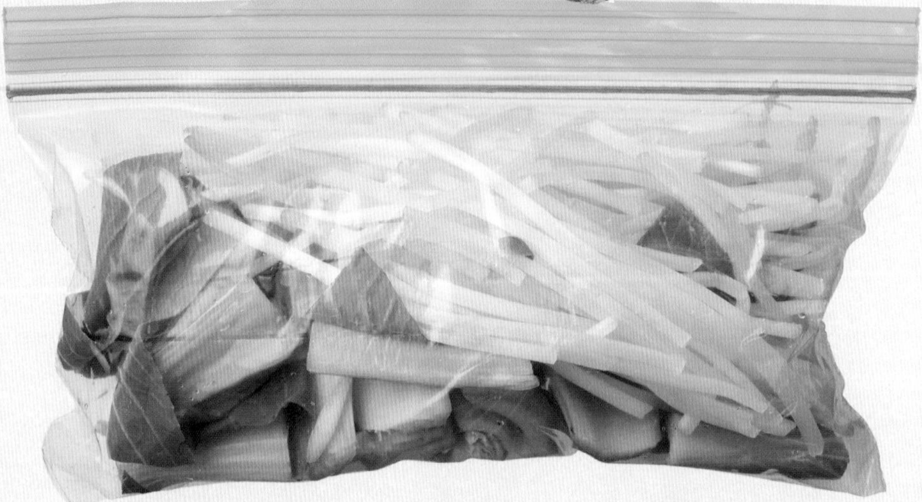

{チンゲンサイ+もやし}

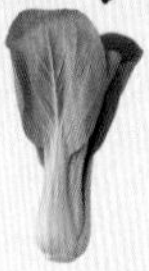 50g　　50g 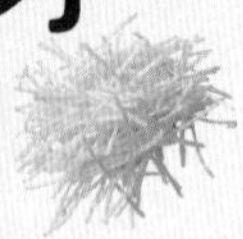

冷凍野菜パック

材料（1袋分）と作り方

チンゲンサイは3cm長さに切り、根元は縦4等分に切る。 冷凍用保存袋にチンゲンサイ、**もやし**を入れ、空気を抜いて口を閉じ、冷凍庫へ。

Food value

1人分	きつね丼	油揚げと野菜のほたほた煮	油揚げとチンゲンサイのおつゆ
エネルギー	511kcal	322kcal	186kcal
塩分	0.6g	0.4g	1.1g
たんぱく質	21.3g	11.2g	11.3g
カルシウム	221mg	186mg	186mg
ビタミンD	1.0μg	0μg	0μg
食物繊維	4.1g	2.0g	2.0g

＋

{ 油揚げ }
40gで

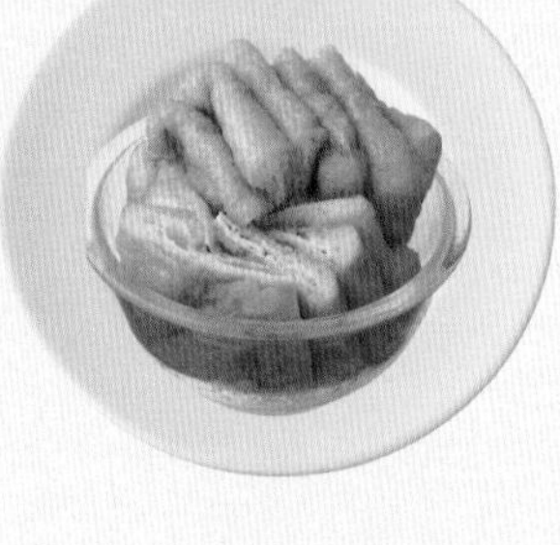

油揚げとチンゲンサイのおつゆ

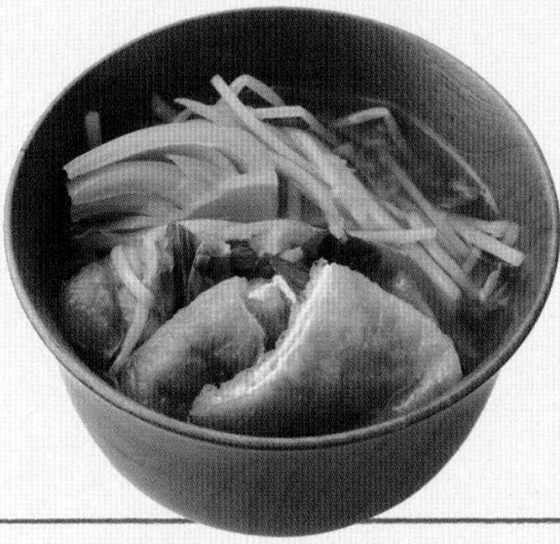

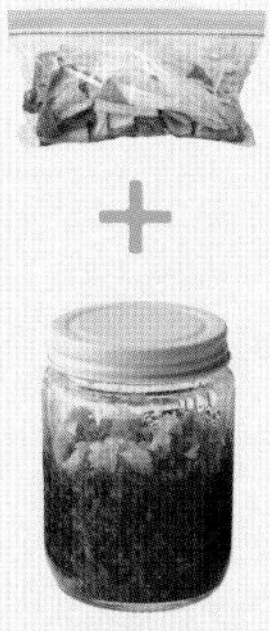

{しょうゆしょうが}

材料（1人分）と作り方

1. 耐熱メジャーカップにひと口大に切った**油揚げ**40g、**しょうゆしょうが**（作り方P.101）大さじ1、水120mℓを入れ、**冷凍野菜パック**（**チンゲンサイ**+**もやし**）1袋の中身を加える。

2. ラップをかけずに、電子レンジ（600W）で7分加熱する。取り出して混ぜる。

油揚げと野菜のほたほた煮

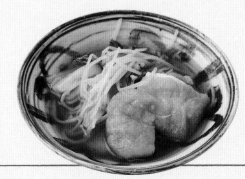

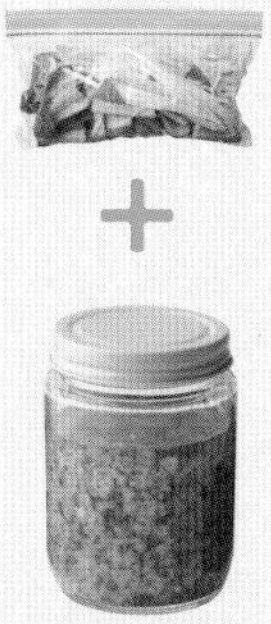

{オイルしょうが}

材料（1人分）と作り方

1. 耐熱メジャーカップにひと口大に切った**油揚げ**40g、だし100mℓ＊、**オイルしょうが**（作り方P.101）とみりん各大さじ1、砂糖大さじ½、塩少々、**冷凍野菜パック**（**チンゲンサイ**+**もやし**）1袋の中身を加える。

2. ふんわりとラップをかけ、電子レンジ（600W）で7分加熱する。取り出して混ぜる。

＊水100mℓ＋顆粒和風だしの素小さじ¼でもよい。

きつね丼

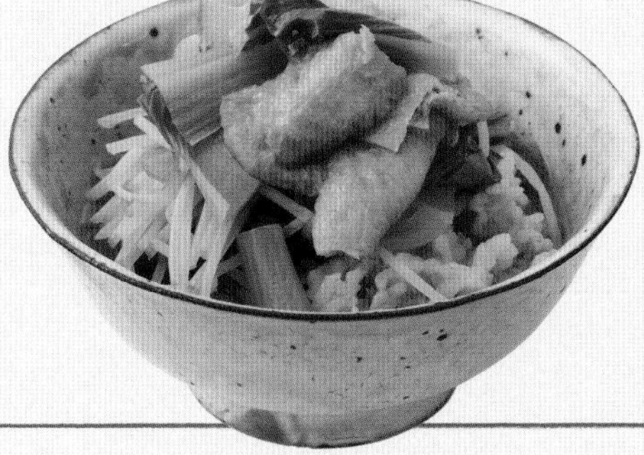

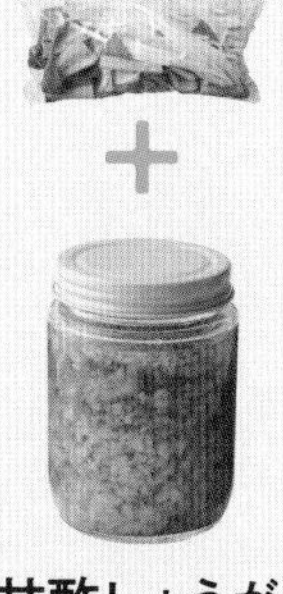

{甘酢しょうが}

材料（1人分）と作り方

1. 耐熱メジャーカップにだしまたは酒大さじ2、**甘酢しょうが**（作り方P.101）大さじ1、砂糖としょうゆ各小さじ2を入れて混ぜ、ひと口大に切った**油揚げ**40g、**冷凍野菜パック**（**チンゲンサイ**+**もやし**）1袋の中身を加える。

2. ふんわりとラップをかけて電子レンジ（600W）で4分加熱する。取り出して混ぜる。

3. 器に温かいごはん（玄米など好みのもの）150gを盛り、**2**をのせる。好みで粉山椒適量をふってもおいしい。

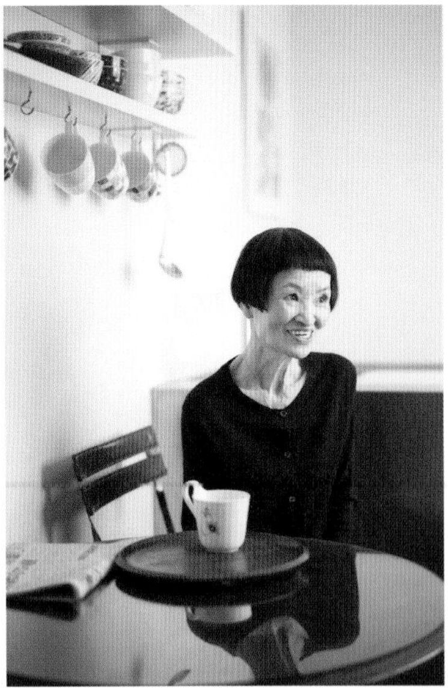

村上祥子（むらかみ・さちこ）

料理研究家。管理栄養士。公立大学法人福岡女子大学客員教授。
福岡県出身。料理家のキャリアは 50 年以上。
2022 年 2 月に満 80 歳を迎える。
43 歳のとき、福岡女子大学で栄養指導講座を担当。糖尿病治療食開発のため、
油控えめの 1 人分が短時間に調理できる電子レンジに着目し、
研鑽を重ね、電子レンジ調理のオーソリティとなる。
生活習慣病予防や時短料理・発酵パンなど、
時流に合ったレシピ開発に精力的に取り組むとともに、
実生活のアイデアから生まれたバナナ黒酢やたまねぎ氷®、
にんたまジャム®などの健康食がたびたび大ヒット。
「ちゃんと食べて、ちゃんと生きる」をモットーに、各メディアで活躍中。
500 冊以上の著作は累計 975 万部を超え、
現役高齢料理家としての生き方にも注目が集まる。
福岡女子大学の村上祥子料理研究資料文庫収載の
50 万点の資料は一般公開されており、
文庫内では検索が可能となっている。
http://www.murakami-s.jp

※本文中のにんたまジャム®は登録商標です。

STAFF
デザイン　天野美保子
撮影　西山 航
（世界文化ホールディングス）
スタイリング　肱岡香子
編集協力　こいずみきなこ
編集　三宅礼子
校正　株式会社円水社

撮影協力
UTUWA　TEL 03-6447-0070

80歳、村上祥子さんの元気の秘訣は超かんたんレンチンごはんだった！

発行日　2021年 9 月25日　初版第1刷発行
2023年12月15日　第6刷発行

著　者　村上祥子
発行者　竹間 勉
発　行　株式会社世界文化ブックス
発行・発売　株式会社世界文化社
〒102-8195
東京都千代田区九段北4-2-29
TEL 03-3262-5118（編集部）
TEL 03-3262-5115（販売部）
印刷・製本　株式会社リーブルテック
DTP製作　株式会社明昌堂

ISBN 978-4-418-21314-6